CUESTIONES BIOÉTICAS DE LA SALUD MENTAL

PUBLICACIONES DE LA UNIVERSIDAD PONTIFICIA COMILLAS
MADRID

CÁTEDRA DE BIOÉTICA
DILEMAS ÉTICOS DE LA MEDICINA ACTUAL
N.º 37

Director de la colección
RAFAEL AMO USANOS

PEDIDOS:

UPCO SERVICIO DE PUBLICACIONES
C/ Universidad de Comillas, 3
28049 Madrid
Tel.: 91 734 39 50 – Fax: 91 734 45 70
www.comillas.edu/es/

Rafael Amo Usanos

(editor)

CUESTIONES BIOÉTICAS DE LA SALUD MENTAL

Rafael Amo Usanos
Manuel Martín Carrasco
Joseph Pifarré
Montserrat Esquerda
María Isabel de la Hera
Federico de Montalvo Jääskeläinen
Josep Ramos Montes
José Carlos Espín Jaime
Blanca Morera Pérez
César Morcillo Sierra
Ignacio Civeira Marín
María Jesús del Yerro

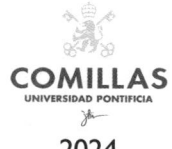

COMILLAS
UNIVERSIDAD PONTIFICIA

2024

Servicio de Biblioteca. Universidad Pontificia Comillas de Madrid

CUESTIONES bioéticas de la salud mental / Rafael Amo Usanos (editor)... [y 11 autores más]. -- Madrid : Universidad Pontificia Comillas, 2024.

203 p. -- (Dilemas éticos de la medicina actual / Cátedra de Bioética ; 37)

D.L. M 23581-2024. -- ISBN 978-84-7399-155-1

1. Bioética. 2. Salud mental. I. Amo Usanos, Rafael (1972-), editor literario.

Esta editorial es miembro de la Unión de Editoriales Universitarias Españolas (UNE), lo que garantiza la difusión y comercialización de sus publicaciones a nivel nacional e internacional

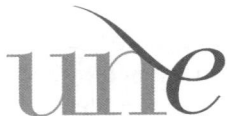

© 2024 UNIVERSIDAD PONTIFICIA COMILLAS
Universidad Comillas, 3
28049 Madrid

© 2024 De todos los autores

Diseño de cubierta: Belén Recio Godoy

ISBN: 978-84-7399-155-1
Depósito Legal: M-23581-2024

Maquetación e impresión: Imprenta Kadmos

ÍNDICE

BIOÉTICA Y SALUD MENTAL
  Rafael Amo Usanos.. 11

BLOQUE I
LA SALUD MENTAL Y SUS PERSPECTIVAS BIOÉTICAS

SALUD MENTAL. CONCEPTO, CONTEXTO Y ACTUALIDAD
  Manuel Martín Carrasco.. 17
  REFERENCIAS BIBLIOGRÁFICAS.. 32
BIOÉTICA Y PARADIGMAS EN SALUD MENTAL
  Josep Pifarré y Montserrat Esquerda....................................... 35
  1. INTRODUCCIÓN 35
  2. PARADIGMAS RECIENTES EN SALUD MENTAL 38
  REFERENCIAS BIBLIOGRÁFICAS.. 54

BLOQUE II
CUESTIONES BIOÉTICAS DE LA SALUD MENTAL
Y LOS PRINCIPIOS BIOÉTICOS

AUTONOMÍA EN UNA VOLUNTAD VULNERABLE
  María Isabel de la Hera 59
  1. INTRODUCCIÓN 59
  2. DEFINICIONES Y CONCEPTOS.. 60
  3. LEGISLACIÓN Y DOCUMENTOS NORMATIVOS........................... 63
  4. REQUISITOS DE LA AUTONOMÍA EN SALUD MENTAL 66
  5. VALORACIÓN DE LA COMPETENCIA EN SALUD MENTAL........... 69
  6. MODELOS DE TOMA DE DECISIONES 70
  7. CONCILIACIÓN DE LOS PRINCIPIOS DE AUTONOMÍA Y BENEFICENCIA..... 72
  8. PRINCIPIO DE AUTONOMÍA, ¿VALOR ABSOLUTO EN SALUD MENTAL? 74
  REFERENCIAS BIBLIOGRÁFICAS.. 75
AUTONOMÍA DE VOLUNTAD Y SALUD MENTAL:
EL CONSENTIMIENTO INFORMADO
  Federico de Montalvo Jääskeläinen 79
  1. INTRODUCCIÓN 79
  2. ¿SON TODAS LAS PERSONAS CON DISCAPACIDAD IGUALES?.................. 86

3. ¿Adoptan la Convención de Nueva York y nuestro
ordenamiento legal un paradigma de plena inclusión?............. 91

4. El principio del mejor beneficio o interés para la persona
con discapacidad como solución de equilibrio entre
paradigmas extremos 95

Referencias bibliográficas.. 98

VALORES ÉTICOS Y MODELOS DE SERVICIOS DE SALUD MENTAL
Josep Ramos Montes.. 101

1. Autonomía y justicia, valores centrales de la Bioética 101

2. La evolución del concepto de justicia.................................. 103

3. La crisis del Estado de bienestar y el sistema sanitario:
el caso de Suecia de 1992.. 105

4. La atención a la salud mental: una emergencia mundial........... 106

5. El lugar de los valores en la definición de las políticas
y el modelo de atención a la salud mental
(la macrogestión).. 108

6. La importancia de los valores en los niveles meso y micro
de la gestión asistencial.. 110

7. A modo de síntesis... 112

Referencias bibliográficas.. 113

BLOQUE III
PROBLEMAS ACTUALES DE BIOÉTICA Y SALUD MENTAL

BIOÉTICA DE LA CONDUCTA SUICIDA EN EL ADOLESCENTE.
CONSIDERACIONES ÉTICAS EN LA EVALUACIÓN Y MANEJO
DE LA CONDUCTA SUICIDA EN ADOLESCENTES
José Carlos Espín Jaime 119

1. Introducción 119

2. Conducta suicida en la adolescencia.................................. 120

3. Aspectos bioéticos en la evaluación y manejo de la conducta
suicida en adolescentes 129

4. Conclusiones... 141

Referencias bibliográficas.. 142

EUTANASIA Y TRASTORNO MENTAL: UNA PANORÁMICA
DEL PROBLEMA
Blanca Morera Pérez... 147

1. Introducción 147

2. Regulación de la prestación de ayuda para morir 149

3. Eutanasia y enfermedad mental: hablan las cifras.................. 152

4. Eutanasia y enfermedad mental: problemas y desafíos 154

5. Comentarios Finales 165
Referencias bibliográficas... 167

DIGITALIZACIÓN Y SALUD MENTAL
César Morcillo Sierra.. 171
  1. Introducción 171
  2. Salud mental en la era digital: navegando los desafíos
    y oportunidades 171
  3. Salud mental y medicina digital: una alianza
    transformadora.. 173
  4. Soluciones de medicina digital en salud mental....................... 173
  5. Programa digital de salud mental CUIDA TU MENTE: un ejemplo
    de éxito 176
  6. Beneficios y limitaciones de la salud digital............................ 179
  7. Desafíos y consideraciones éticas 181
  Referencias bibliográficas... 181

NUEVAS TECNOLOGÍAS Y SALUD MENTAL: UNA PERSPECTIVA
BIOÉTICA
Ignacio Civeira Marín.. 183
  1. Sociedad 183
  2. Nuevas tecnologías.. 184
  3. Realidad clínica 185
  4. Conclusión práctica.. 185
  Referencias bibliográficas... 186

PATOLOGIZACIÓN DE LA VIDA COTIDIANA. UN PROBLEMA
Y UNA CUESTIÓN DE SALUD MENTAL
María Jesús del Yerro.. 189
  1. Introducción 189
  2. Conceptos.. 191
  3. Agentes causales implicados en la medicalización..................... 192
  4. Consecuencias de la medicalización 192
  5. Concepto de salud mental 194
  6. Evolución de los trastornos mentales en el DSM 195
  7. Psiquiatrización del malestar 197
  8. ¿Qué podemos hacer contra la medicalización?........................ 199
  Referencias bibliográficas... 201

BIOÉTICA Y SALUD MENTAL

Rafael Amo Usanos
Director de la Cátedra de Bioética

De un tiempo a esta parte, especialmente desde la pandemia de COVID-19 que asoló el mundo en el cercano 2020 (aunque nos parezca que hace ya un siglo de aquello), la cuestión de la salud mental ha saltado a la palestra. Como afirma el Informe Mundial sobre la Salud Mental que la Organización Mundial para la Salud publicó el 16 de junio del año 2022: "La pandemia de COVID-19 ha generado una crisis mundial de salud mental, alimentando el estrés a corto y largo plazo y socavando la salud mental de millones de personas. Por ejemplo, se calcula que el aumento de los trastornos de ansiedad y depresión ha sido de más del 25 % durante el primer año de la pandemia. Al mismo tiempo, los servicios de salud mental se han visto gravemente perturbados y la brecha terapéutica de los trastornos mentales se ha ampliado".

Pero el problema es anterior, comenzó mucho antes y es mucho más extenso. Según datos de la OMS, en todos los rincones del mundo, los trastornos mentales son una realidad común. Aproximadamente una de cada ocho personas sufre algún tipo de trastorno mental. La prevalencia de estos trastornos varía según el sexo y la edad, siendo los trastornos de ansiedad y depresivos los más habituales en ambos géneros.

El suicidio, una tragedia que no discrimina, afecta a individuos y familias en todas las naciones y contextos, sin importar la edad. A nivel mundial, se estima que hay 20 intentos de suicidio por cada fallecimiento, y aun así, el suicidio representa más de uno de cada 100 fallecimientos, situándose como una de las principales causas de muerte entre los jóvenes.

Los trastornos mentales son también la principal causa de años perdidos por discapacidad (APD), representando uno de cada seis casos de APD en el mundo. La esquizofrenia, que afecta aproximadamente a uno de cada 200 adultos, es particularmente preocupante: en sus fases agudas, es el más debilitante de todos los trastornos mentales.

Lamentablemente, las personas que padecen esquizofrenia u otros trastornos mentales graves fallecen, en promedio, entre 10 y 20 años antes que la población general, a menudo debido a enfermedades físicas prevenibles.

Evidentemente, este problema de salud y de salud pública presenta muchos frentes que la Bioética debe afrontar. En esta obra colectiva vamos a tratar algunos de ellos, los que podemos considerar los más importantes, pero sin olvidar la parte de Bioética fundamental que siempre es necesaria para acertar en la perspectiva de estudio.

Partir de los datos situados en la perspectiva hermenéutica es lo más útil. Este propósito lo llevan a cabo las colaboraciones de Manuel Martín Carrasco y Josep Pifarré y Montserrat Esquerda.

En el primer capítulo se dibuja muy certeramente el estado de las enfermedades mentales en España. Destaca la prevalencia de la ansiedad, la depresión, el insomnio, además de los trastornos mentales graves, esquizofrenia y trastorno bipolar, cuya presencia no disminuye. Comentario aparte necesita la conducta suicida, que se mantiene más o menos estable. Además, este trabajo del presidente de la Sociedad Española de Psiquiatría y Salud Mental incide en los fenómenos causales. Al estudio de los más clásicos, el doctor añade uno de gran relevancia y que podría explicar gran parte de la situación: las dificultades que los jóvenes encuentran en la cultura actual para configurar su identidad.

Para la lectura de los datos de una ciencia siempre es necesario un posicionamiento hermenéutico. La historia reciente de la psiquiatría demuestra que en esta es más necesario que en otras. Cómo se interpreta qué sean los trastornos mentales determina de forma crucial su afrontamiento. Josep Pifarré y Montserrat Esquerda describen la situación: desde la postura antipsiquiátrica que niega su existencia, hasta los nuevos modelos de autonomía relacional, pasando por los modelos biomédicos o biopsicosociales. Cuál sea la postura hermenéutica determina la forma de abordarlos.

El segundo bloque temático de este libro es el que aborda los problemas bioéticos de la salud mental desde la perspectiva de los principios clásicos de la bioética. En concreto, se centra en los dos que parecen más acuciantes: la autonomía y la justicia.

Las consideraciones sobre la autonomía de los pacientes de salud mental son muy complejas. Se encuentran en situación de especial vulnerabilidad, a lo que se ha sumado que durante mucho tiempo se les ha considerado sin capacidad de autonomía. El trabajo de la Dra. María Isabel de la Hera bucea en la naturaleza de la autonomía de estas personas por medio del concepto de competencia, o los modelos de toma de decisiones, hasta llegar al espinoso asunto de la relación entre autonomía y beneficencia. Ahora bien, esta cuestión ha cobrado especial actualidad a propósito de la aprobación, en 2006, de la llamada Convención de Nueva York sobre los derechos de las personas con discapacidad. El profesor Federico de Montalvo en su trabajo ofrece un exhaustivo estudio sobre el impacto de esa Declaración en el ordenamiento jurídico y, en concreto, sobre lo que afecta a las personas con enfermedades mentales, para buscar el equilibrio entre el principio de autonomía y el paternalismo por la vía del principio de mejor beneficio o interés para la persona con discapacidad.

El segundo de los principios de la bioética clásica que juegan un papel más importante en las cuestiones de Bioética y salud mental es el de la justicia. Los valores que se prioricen determinarán los modelos sanitarios de atención a los enfermos de salud mental tanto en la macro, como en la meso, como en la microgestión. El Dr. Josep Ramos Montes mostrará en su capítulo cómo ha sido la historia de los modelos sanitarios de atención a la salud mental en atención a los valores priorizados y cómo se debería buscar el equilibrio.

El tercer bloque temático de esta obra hace referencia a algunas de las problemáticas más acuciantes para la Bioética de la salud mental de este primer cuarto del siglo XX: la salud mental y la voluntad de morir; y el impacto de la tecnología y la sociedad de consumo en la salud mental.

El primero de los temas es abordado en dos de sus extremos: el acuciante problema del suicidio adolescente y la cuestión de la eutanasia en los pacientes con trastorno mental. El primero de ellos es abordado por el Dr. José Carlos Espín, quien además de exponer los datos y la etiopatogenia de la conducta suicida en la adolescencia y ofrecer pistas para su manejo, ofrece un análisis de los problemas bioéticos en los diversos contextos. En la espinosa cuestión de la solicitud de eutanasia por parte de personas con trastorno mental, la Dra. Blanca Morera, con una mirada que parte de la legislación española, ofrece un estudio de las solicitudes y las justificaciones de los posibles cursos de acción en el que refleja opiniones no siempre compartidas por esta Cátedra, pero que da cuenta de la pluralidad de opiniones en esta cuestión.

El segundo de los temas es considerado en su cara y en su cruz. El Dr. César Morcillo expone la experiencia de SANITAS, empresa líder en salud, para poner la tecnología al servicio de la salud. Por su parte, el Dr. Ignacio Civeira muestra la cruz de la moneda: refiere el impacto negativo de las nuevas tecnologías en la salud mental, especialmente en los sujetos vulnerables como son la infancia y la adolescencia. Por último, la Dra. María Jesús del Yerro hace referencia a la repercusión de la sociedad de consumo en la salud mental por medio de la patologización, a veces con intereses espurios, de la vida cotidiana.

En resumen, esta obra colectiva ofrece un buen panorama para conocer los problemas bioéticos de la salud mental en el momento presente. Es fruto, por una parte, de la colaboración de los autores; pero por otra, del impulso que SANITAS siempre ofrece a esta Cátedra de Bioética de la Universidad Pontificia Comillas y del asesoramiento del Consejo de la Cátedra, y de las sugerencias de María Jesús del Yerro, así como de Pablo Plaza, del Centro de Ciempozuelos de los Hermanos de San Juan de Dios, y de José Antonio Larraz, de las Hermanas Hospitalarias. A todos y antes que nadie a Dios, muchas gracias.

BLOQUE I
LA SALUD MENTAL Y SUS PERSPECTIVAS BIOÉTICAS

SALUD MENTAL.
CONCEPTO, CONTEXTO Y ACTUALIDAD

Manuel Martín Carrasco
Hermanas Hospitalarias
Sociedad Española de Psiquiatría y Salud Mental

La salud mental es un estado de bienestar mental que permite a las personas hacer frente al estrés de la vida, darse cuenta de sus capacidades y carencias y aquilatarlas, aprender bien y trabajar bien, y contribuir a su comunidad. Es un componente integral de la salud y el bienestar global que sustenta nuestras capacidades individuales y colectivas para tomar decisiones, construir relaciones y dar forma al mundo en el que vivimos. La atención en salud mental es un derecho humano básico. Y es crucial para el desarrollo personal, comunitario y socioeconómico.

La salud mental es más que la ausencia de trastornos mentales. Tiene lugar en un continuo complejo, que se experimenta de manera diferente de una persona a otra, con diversos grados de dificultad de afrontamiento y angustia, y resultados sociales y clínicos potencialmente muy diferentes.

En un extremo de ese continuo se sitúan los trastornos mentales. Las afecciones de salud mental que incluyen, tanto trastornos mentales graves que dan lugar a discapacidades psicosociales, así como otros estados mentales asociados con angustia significativa, deterioro en el funcionamiento o riesgo de autolesión, denominados genéricamente como trastorno mental común.

Un fenómeno fundamental para comprender el lugar que ocupa la atención a los trastornos de salud mental, tanto en el sistema sanitario como en el conjunto de la sociedad, es el estigma asociado con la enfermedad mental. Es decir, el rechazo, la discriminación o la desaprobación que enfrentan las personas que padecen trastornos mentales, y, por ende, todo lo relacionado con ellas, como los profesionales de salud mental o los centros donde se lleva a cabo la atención. Esto puede manifestarse en prejuicios, estereotipos negativos, exclusión social y barreras en el acceso a la atención sanitaria adecuada. El estigma alienta la marginación de las personas con enfermedades mentales, y dificulta su integración en la sociedad y la obtención de ayuda profesional. Una de las manifestaciones más flagrantes del estigma es la brecha –del inglés *gap*– o discrepancia entre el número de personas que necesitan atención para sus trastornos mentales y los que realmente la reciben de forma adecuada, que resulta de la disparidad entre la demanda de servicios en salud mental y la capacidad del sistema para satisfacerla. Hay que recordar que en la UE + Reino Unido, el gasto medio en salud mental con respecto al gasto sanitario total es del 5,5 % y que España se encuentra por debajo de esta media, con un gasto medio del 5,0 %. En cualquier caso, esta cifra está lejos del 16 % de la carga total de enfermedad que se atribuye a los trastornos mentales (Arias, 2022).

El modelo biomédico de salud no capta bien la complejidad de los trastornos mentales. En su lugar, se han desarrollado otras aproximaciones, como el llamado *modelo biopsicosocial* (Engel, 1977). Los principios básicos del modelo incluían las dimensiones biológicas, psicológicas y sociales de la persona en la etiología y terapéutica de la enfermedad, y la percepción de que la persona sufre como un todo y no como órganos aislados. Los factores psicosociales pueden determinar la vulnerabilidad del paciente y la gravedad y el curso de la enfermedad. El modelo biopsicosocial considera las interacciones entre la susceptibilidad genética, la personalidad, los eventos estresantes y, en general, con el contexto social del paciente. Los factores ambientales aumentan la probabilidad de la expresión clínica de un trastorno mental, desempeñan un papel en el momento de la aparición de la manifestación de una enfermedad y también pueden proteger a una persona vulnerable de la enfermedad.

Aplicable al conjunto de la medicina, y no solo a la psiquiatría, el modelo postula que el médico debe usar un enfoque holístico con respecto a las dolencias y debe considerar su relación con el paciente en un plano de igualdad. Se debe tener en cuenta la personalidad y las reservas emocionales del paciente, así como las condiciones ambientales particulares en las que vive la persona. Pero también tiene sus detractores. El modelo biopsicosocial ha sido criticado porque no constituye un modelo científico o filosófico, no proporciona una respuesta a la pregunta crucial de cómo interactúan las variables biológicas, psicológicas y sociales en la expresión de la enfermedad, que no aporta orientación sobre el momento exacto de su aplicación y, finalmente, que permite una amplia gama de intervenciones sin proporcionar directrices específicas de un esquema terapéutico concreto.

No hay duda de que el modelo biopsicosocial ha establecido un enfoque más empático y compasivo en la práctica médica y ha servido de base a otros abordajes muy empleados en la psiquiatría actual, como la Atención Centrada en la Persona (ACP). La ACP conecta la ciencia con el humanismo y utiliza todas las formas posibles para que los médicos y otros profesionales sanitarios, los pacientes y sus familias colaboren para un manejo más eficaz de la enfermedad. Este enfoque ha sido establecido por la Asociación Mundial de Psiquiatría dentro del programa «Psiquiatría para la Persona» (Mezzich, 2007).

Una de las implicaciones más importantes de estos modelos es que la atención correcta a los trastornos mentales se realiza de forma multidisciplinar, e implica no solo al personal sanitario clásico –psiquiatras, enfermeras– sino a otros profesionales, como psicólogos, trabajadores sociales o terapeutas ocupacionales.

Otra de ellas es la importancia de que la dimensión de la salud mental sea tenida en cuenta en todos los niveles asistenciales, pero fundamentalmente, en atención primaria. La atención primaria es crucial en la atención a los trastornos mentales porque es el primer punto de contacto para muchas personas que buscan ayuda por este motivo, y, además, no está estigmatizada, como sí ocurre con la atención psiquiátrica. Los profesionales de atención primaria pueden identificar y tratar trastornos mentales comunes, brindar apoyo inicial y referir al especialista si es necesario. Además, al estar en contacto cercano con los pacientes, los médicos de atención primaria pueden proporcionar seguimiento continuo y coordinar la atención con otros profesionales de salud mental, lo que ayuda a garantizar que las personas reciban el apoyo necesario de manera oportuna y efectiva.

Finalmente, también hay que destacar la relevancia de los servicios sociales en la atención integral a los trastornos mentales, especialmente a los trastornos mentales graves asociados a discapacidad. Estos servicios pueden incluir vivienda supervisada, programas de rehabilitación, asesoramiento laboral, y acceso a beneficios y recursos comunitarios, con un enfoque basado en la promoción de la autonomía, la inclusión social y la desestigmatización. Idealmente, estos recursos deberían estar estrechamente imbricados con los proporcionados por la red sanitaria, pero, por desgracia, esta coordinación no está bien desarrollada en nuestro país, en general. Las iniciativas se centran en el desarrollo de un *espacio sociosanitario en salud mental* entendido como espacio de colaboración estructurada entre los servicios de salud y los sociales. No siempre la mejora de la atención exige crear recursos. A veces, la calidad de la respuesta depende de la coordinación y el mejor aprovechamiento de los que ya existen, de su definición, de su organización, de su enfoque, de lo acertado de sus programas o de los mecanismos de colaboración. Se trata de articular un procedimiento que garantice la prestación de servicios adaptados a necesidades complejas y mixtas, ajustándose en dicha prestación al principio de continuidad de cuidados. Hay determinadas necesidades a las que se debe dar una respuesta integral y personalizada. No pueden ser atendidas exclusivamente por la estructura tradicional de los servicios de salud o por la de los servicios sociales de manera independiente, sino que requieren un paquete de servicios de naturaleza mixta, prestados de forma simultánea o secuencial, en la sociedad, en su domicilio o en el ámbito hospitalario o residencial.

Resulta interesante recordar cómo el pasado día 10 de octubre de 2023 se celebró el Día Mundial de la Salud Mental, como cada año, bajo el lema propuesto por la Organización Mundial de la Salud (OMS) de "Nuestra salud mental, nuestros derechos". Este lema enfatiza el derecho a recibir una atención adecuada en lo tocante a la perdida de salud mental, una situación por desgracia frecuente y causante de un enorme sufrimiento a las personas que lo padecen y a todos los que se ocupan de ellos, precisamente en un momento en el que la salud mental ha pasado a ocupar un puesto de primer orden en la agenda política y sanitaria de muchos países europeos y, por supuesto, de España.

La prevalencia mundial estimada de los trastornos mentales fue de 970,1 millones de casos en 2019 –frente a 654,8 millones de casos estimados en 1990–, lo que corresponde a un aumento del 48,1 % en dicho periodo, según datos de la OMS. Además, los trastornos mentales suponen una de las principales causas de discapacidad en todo el mundo, especialmente la depresión. En Europa, alrededor de 84 millones de personas están afectadas por algún tipo de trastorno de la salud mental, lo que sitúa a los trastornos de salud mental entre los diez trastornos no transmisibles más comunes.

La pandemia de Covid-19, con su repercusión sobre la salud mental de la población europea, dio lugar a que este tema se considerara una prioridad. En su discurso sobre el estado de la Unión Europea (UE) en 2022, la presidenta Ursula Von der Leyden anunció una nueva iniciativa sobre salud mental que se incorporó al Programa de Trabajo de la Comisión para 2023. El 7 de junio de ese año, la Comisión Europea presentó una Comunicación sobre un enfoque global de la salud mental, orientado a la prevención. Este enfoque reconoce la implicación de la salud mental en muchos ámbitos políticos y sociales; por ejemplo, el ámbito laboral y educativo, la investigación, el urbanismo, el medio ambiente y el clima, entre otros (Comisión Europea, 2023). Las veinte iniciativas emblemáticas de la Comunicación contenían varios puntos clave: integrar la perspectiva de salud mental en todas las políticas, cuidar la salud mental de niños y jóvenes, centrarse en los más vulnerables –por razones económicas, sociales o familiares– y combatir el estigma, etc., con el objeto de equiparar la salud física y la salud mental. En conjunto, reúnen oportunidades de financiación por valor de 1.230 millones de euros. Recientemente, a raíz de la Semana Europea de la Salud Mental en mayo de 2024, se ha publicado el Marco de Seguimiento de la Comunicación (Comisión Europea, 2024), que proporciona información periódicamente sobre los avances en las acciones derivadas de la Comunicación.

España, en su reciente presidencia del Consejo de la UE, se adhirió a las políticas europeas y defendió *un cambio de paradigma*, en el que la Administración había trabajado los años previos con la puesta en marcha de diferentes iniciativas y acciones, como el Teléfono de atención a la conducta suicida (2022), la actualización de la Estrategia de Salud Mental 2022-2026 (Ministerio de Sanidad, 2022) y el Plan de Acción de Salud Mental, del mismo periodo. Entre las últimas iniciativas que se han materializado, se encuentra la creación del Comisionado de Salud Mental, un departamento del Ministerio de Sanidad con rango de Subsecretaría.

Por otra parte, en diciembre de 2023 se aprobaba una proposición no de Ley sobre un pacto de Estado por la salud mental en el Congreso de los Diputados, y la misma cámara aprobaba por unanimidad en febrero de 2024 la creación de una subcomisión, dentro de la Comisión de Sanidad, estableciendo un espacio específico para la salud mental.

Por lo tanto, resulta innegable que la salud mental ha ocupado un protagonismo que le parecía vetado tradicionalmente, y que se encuentra presente en la agenda política y social tanto europea como española. Pero otra cosa es que este hecho y las iniciativas descritas, en principio favorables, se traduzcan en una mejora de la atención de las personas que padecen trastornos mentales.

Hay dos factores que definen la situación en salud mental que se está viviendo en estos momentos en nuestro país: el crecimiento de la demanda de atención y la escasez de ciertos profesionales (psiquiatras, psicólogos clínicos, enfermeras…) para atenderla.

Los trastornos de la salud mental afectan a un 29 % de la población en España, con un predominio femenino en los adultos. Los trastornos más frecuentes en España son los trastornos de la ansiedad, junto con la depresión y el insomnio, con una prevalencia creciente en los últimos años. Estos datos corresponden al Libro Blanco de la Psiquiatría en España, publicado por la Sociedad Española de Psiquiatría y Salud Mental (SEPSM, 2023), corroborando las cifras del Informe anual del Sistema Nacional de Salud 2022 (Ministerio de Sanidad, 2023). La prevalencia actual de estos trastornos es fruto de un aumento continuado en la última década, con un incremento especial en los años de la pandemia que no ha regresado a los niveles previos. Hay que señalar que mientras la tasa de los trastornos mentales graves –como esquizofrenia o trastorno bipolar– se mantiene relativamente estable, son los trastornos que pueden tener un curso de menor gravedad los que han registrado un incremento mayor. Este incremento se ve reflejado en otros datos indirectos, como el aumento sostenido del consumo de psicofármacos –especialmente de ansiolíticos e hipnóticos, como las benzodiazepinas– o el aumento de bajas laborales a causa de trastornos psiquiátricos, especialmente depresión y trastornos de ansiedad.

Otro fenómeno muy relacionado con la presencia de trastornos psiquiátricos es la conducta suicida. En 2022, según el INE (2023), el número de suicidios en nuestro país supuso la primera causa de muerte externa, con 4.227 fallecimientos, lo que refleja un incremento respecto a 2021 del 5,6 % más. Además, durante el primer semestre de 2023 (enero-junio), el suicidio se mantuvo como primera causa de muerte externa, con 1.967 fallecimientos (el 75,2 % de ellos fueron hombres y el 24,8 % mujeres). La relación entre enfermedad mental y suicidio es compleja, con múltiples facetas. Si bien no todas las personas con enfermedad mental experimentan ideas suicidas, ni mucho menos comportamientos, es cierto que existe una asociación significativa entre ciertos trastornos mentales, como la depresión, el trastorno bipolar, la esquizofrenia y los trastornos de ansiedad, y un mayor riesgo de ideación y comportamiento suicidas. Las personas con enfermedades mentales pueden ser especialmente vulnerables debido a la intensidad del sufrimiento emocional, la desesperanza, la soledad y la dificultad para encontrar un tratamiento y apoyo adecuados. Hay que destacar que la tasa de suicidio en España se mantiene relativamente estable en España en las últimas décadas, con pequeños repuntes relacionados, por ejemplo, con la crisis económica de 2008 o con la pandemia COVID-19, y con un nivel medio en comparación con otros países europeos.

Es razonable pensar que el aumento de la demanda de atención debido a trastornos mentales tiene que ver con este aumento de la prevalencia de este tipo trastornos, pero a su vez hay que distinguir dos tipos de factores causales.

Por una parte, la concurrencia de circunstancias sociales y sanitarias que tienen repercusión desfavorable sobre la salud mental. La Declaración de La Hulpe (2024) –por el nombre de la localidad belga donde se suscribió– firmada por las instituciones de la UE, subraya los distintos elementos que amenazan al denominado Pilar Europeo de Derechos Sociales, que se han puesto de manifiesto con mayor fuerza a partir de la Gran Crisis Económica de 2008. Por ejemplo, la pandemia de COVID-19, la crisis climática y la degradación del medio ambiente, los cambios en el contexto geopolítico, la inmigración, la soledad, la crisis económica (inflación, falta de acceso a la vivienda, …), el desempleo, el uso generalizado de tóxicos/alcohol, el envejecimiento de la población y la desigualdad social.

Cada uno de estos aspectos requeriría un extenso desarrollo monográfico, pero al menos podemos destacar el envejecimiento de la población. Esta es una característica común a prácticamente todas las sociedades humanas a escala global, pero se manifiesta especialmente en las sociedades occidentales, y entre ellas, en la española. Según datos del Instituto Nacional de Estadística, en España el porcentaje de personas mayores de 65 años se sitúa en el 19 %, y el de mayores de 85 años, el 2 %; pero este último es el segmento de población que más rápidamente aumenta en nuestro país. El problema radica, en cuanto a las enfermedades mentales, en que la edad avanzada es el principal factor de riesgo para las demencias, especialmente las de tipo neurodegenerativo, como la enfermedad de Alzheimer. Estas enfermedades tienen una tasa muy alta de trastornos psiquiátricos y del comportamiento, que alcanza al 90 % de los casos, y dan lugar a un importante fenómeno de sobrecarga del cuidador, lo que a su vez es un importante factor de riesgo pàra que estos desarrollen trastornos mentales, especialmente depresión y ansiedad. Por lo demás, las personas mayores no presentan una tasa superior de trastornos mentales a las del resto de la población –si exceptuamos las demencias– pero los trastornos pueden ser más graves y resistentes al tratamiento, sobre todo si se acompañan, como es frecuentemente el caso, de trastornos somáticos y de discapacidad.

Por supuesto, los factores de tipo social son tremendamente importantes, pero no podemos olvidar que todas las evidencias indican que los trastornos mentales son fruto de la interacción de distintos factores –biológicos, genéticos, psicológicos, biográficos, socioeconómicos– que determinan el grado de riesgo o vulnerabilidad que presenta un individuo en concreto.

Tomemos, por ejemplo, el consumo de cannabis. No es lo mismo que lo consuma una persona que tiene antecedentes familiares de psicosis, pertenece a un entorno social deprimido, que consume varios tipos de tóxicos o ha sufrido abusos en su infancia; que otra que no tenga estos elementos de riesgo. Todos estos factores se suman a la hora de determinar la vulnerabilidad para padecer una esquizofrenia.

Pues bien, otro dato de enorme importancia es el aumento de la vulnerabilidad a nivel individual, que afecta especialmente a los más jóvenes, y que también tiene toda una serie de factores que pueden estar influyendo en ella, como son las dificultades para la configuración de la identidad personal dentro de la oleada de cambios en la estructuración de la sociedad que estamos viviendo y que son característicos de la sociedad postmoderna.

Este fenómeno merece un comentario especial, dado el carácter protector frente a los trastornos mentales que tiene una identidad personal bien desarrollada. Aunque no hay una definición unitaria de lo que denominamos identidad humana; el concepto de identidad es uno de los más controvertidos tanto en el ámbito filosófico como en el psicológico. Pero si hay bastante acuerdo en que la formación de un sentido estable de identidad es una de las tareas clave del desarrollo psicológico que enfrenta una persona (Erikson, 1968).

La identidad personal se forja a través de la evolución personal en tres ejes de integración interconectados –espacial, temporal y sociocultural–, de manera que se combinan aspectos como la influencia cultural, las experiencias de vida, las relaciones interpersonales, las creencias y valores personales, así como la autopercepción. Durante el desarrollo, las interacciones con la familia, amigos, educadores y la sociedad en general desempeñan un papel crucial en la formación de la identidad. Además, los eventos significativos, los logros personales y los desafíos superados también contribuyen a la construcción de la identidad personal.

La identidad se forma a través de un desarrollo progresivo de la capacidad de percibirse a sí mismo –*autoconciencia*– como una entidad organizada, valiosa y diferenciada, separada y distinta del entorno que la rodea, que tiene continuidad y la capacidad de permanecer igual en la sucesión de cambios, a través de una serie de apegos y desapegos emocionales. Por lo tanto, de la identidad dependen una serie de funciones psíquicas muy relevantes para el bienestar emocional, como la continuidad personal a través del tiempo y de la situación, la unicidad o distintividad de los demás, la pertenencia o vivencia de cercanía y aceptación por parte de otras personas, la coherencia o sentimiento de compatibilidad entre distintas facetas de la identidad, la autoeficacia o capacidad de sentirse seguro y en control de la propia vida, la autoestima o sentimiento de valía personal y el significado, o necesidad de encontrar significado y propósito en la vida (Jaspal y Breakwel, 2014). Finalmente, la identidad es la respuesta que cada persona da a una pregunta interior clave: ¿quién soy y hacia dónde me dirijo en la vida?

Seguimos siendo los mismos, pero cambiamos a lo largo de la vida, especialmente en la fase critica para la configuración de la identidad, la adolescencia y juventud. Para conciliar ambos aspectos, se propone que la estructuración de la identidad está regulada por dos procesos universales; a saber, uno de asimilación-vinculación/exclusión-desvinculación y otro de evaluación. El proceso de asimilación/exclusión se refiere a la absorción/rechazo de contenido nuevo/viejo en la estructura de identidad y el ajuste que se produce en consecuencia. El proceso de evaluación confiere significado y valor a los contenidos de la identidad.

Tras esta somera explicación, es fácil comprender la existencia de vínculos muy importantes entre la identidad, la psicopatología y el funcionamiento psicosocial tanto en la población general como en la población clínica. La observación clínica revela que la formación de la identidad es particularmente relevante en algunos trastornos psiquiátricos, como los trastornos de personalidad, pero cada vez se encuentran más relaciones con otros trastornos psiquiátricos típicos de nuestro tiempo, como los trastornos de la conducta alimentaria (TCAs). Queda por determinar cuándo y cómo la difusión de la identidad prepara el escenario o se transforma en una alteración clínica de la identidad y, en consecuencia, puede hacer que los individuos sean especialmente vulnerables a la psicopatología, disminuyendo su resiliencia (Klimstra y Denissen; 2017).

Una perspectiva integradora sobre el papel de la identidad en la psicopatología aparece en el modelo alternativo para los trastornos de la personalidad que se presenta en el DSM-5 (Asociación Americana de Psiquiatría, 2013). En este modelo alternativo, la identidad se reconoce como un factor potencial en todos los trastornos de la personalidad (y no sólo en el trastorno límite de la personalidad, como era el caso en el DSM-IV-R y ediciones anteriores). La patología de la personalidad en términos de deterioro en el funcionamiento de la personalidad (Criterio A) y tener uno o más rasgos patológicos de la personalidad (Criterio B). El deterioro moderado o mayor en el funcionamiento de la personalidad se manifiesta por dificultades características en dos o más de los siguientes cuatro dominios: identidad, autodirección, empatía e intimidad. Aunque la identidad es un dominio diferenciado, es fácil comprender que los restantes se hayan conectado con la misma. Por lo tanto, la difusión de la identidad sería relevante no solo para el Trastorno límite (*borderline*) de la personalidad, en el que tiene un carácter central, sino para el conjunto de los trastornos de personalidad. La undécima edición de la Clasificación Internacional de Enfermedades (CIE-11) de la Organización Mundial de la Salud (OMS) (OMS, 2021), adopta incluso un enfoque más radical y reconoce la existencia de un *Patrón Límite* de la personalidad, que podría asociarse con las distintas variaciones de esta, lo que se corresponde con la observación clínica.

Pero la importancia de la identidad no se limita a los trastornos de la personalidad. Las personas que experimentan una mayor difusión de la identidad también pueden ser más susceptibles a internalizar el ideal del cuerpo perfecto, promoviendo un cuerpo esbelto o musculoso para mujeres y hombres, respectivamente. En consecuencia, esta internalización puede impulsar a los individuos a considerar este ideal de cuerpo perfecto como una fuente de autodefinición. Esto, a su vez, puede estimular el deseo de estar más delgado y provocar alteraciones en la conducta alimentaria, especialmente en las mujeres. Una vez que los individuos se involucran en este tipo de comportamiento, se puede instalar un ciclo dañino en el que el cuerpo y la regulación de la alimentación se convierten en una parte cada vez más central de la identidad y la autoestima. Mecanismos similares podrían desarrollarse en los hombres en torno al culturismo y el ejercicio excesivo. Otras investigaciones relacionan la difusión de la identidad con otros trastornos, como el trastorno obsesivo, las conductas autolesivas, la depresión o el trastorno de ansiedad generalizada (Verschueren et al., 2020).

La difusión de la identidad, con las repercusiones asociadas, alcanza proporciones epidémicas en la sociedad actual. El problema deviene en nuestros días de que la sociedad postmoderna ofrece unos patrones de referencia con los que vincularse –y desvincularse posteriormente– muy débiles y transitorios, con lo que el proceso de desarrollo de la identidad personal se ve afectado. La posmodernidad es un estilo de pensamiento que desconfía de las nociones clásicas de verdad, razón, identidad y objetividad, de la idea de progreso o emancipación, de marcos únicos, grandes narrativas o fundamentos últimos de explicaciones para la existencia y para la vida. Frente a estas normas de la Ilustración, ve el mundo como contingente, subterráneo, diverso, inestable, indeterminado, un conjunto de culturas o interpretaciones desunificadas que engendran un grado de escepticismo sobre la objetividad de la verdad, la historia y las normas, la dación de las naturalezas y la coherencia de las identidades (Eagleton, 1996).

De esta manera, se ha producido un cambio histórico en la manera en la que se concibe la identidad en las sociedades occidentales. Las épocas premodernas (Antigüedad, Edad Media) enfatizaban la identidad colectiva y un significado fijo y absoluto de la vida, al que había que someterse –*tienes que obedecer*–; en cambio, el paso a la Modernidad subrayó la capacidad del sujeto para elaborar y reflexionar sobre la experiencia vital individual, pero inicialmente en busca de un orden absoluto, universal y predeterminado (racional, estable) al que finalmente debía someterse –*puedes elegir, pero tienes que ser coherente*–. En cambio, la construcción postmoderna de la identidad ve tambalearse los principios de orden y estabilidad. Se mantiene una visión irónica de los principios, con una negación relativista de los fundamentos éticos o epistemológicos de la *naturaleza humana*. En lugar de (una) identidad personal, tenemos una *identidad fluida*, parafraseando a Zygmunt Bauman, fruto de una construcción social de la identidad, donde las *identidades* se construyen y revisan dentro de contextos sociales múltiples y proteicos, y se produce un solapamiento entre la identidad personal y la relacional, con un énfasis en la libertad personal como criterio máximo –*soy lo que quiero ser*–. La identidad, por lo tanto, ya sea a nivel individual, social o institucional, es algo que estamos constantemente construyendo y negociando a lo largo de nuestras vidas a través de nuestra interacción con los demás. El énfasis no está en las identidades que nos vienen dadas, sino que se producen activamente, ya sea a través de la manipulación deliberada y estratégica, o como resultado de procesos inconscientes. Ni siquiera aspectos de la identidad antaño considerados como primarios o inmodificables, como la identidad sexual, se ven libres ahora de la manipulación a voluntad. Para lograr un sentido estable de identidad es necesario tomar muchas decisiones, ser capaz de afrontar las dificultades, y ser coherente con las elecciones tomadas. Estas características no son tan frecuentes en los jóvenes actuales.

Como consecuencia de todo ello, asistimos a un cambio en las manifestaciones psicopatológicas que apreciamos en la atención psiquiátrica. Este hecho no debe sorprendernos. Histórica y epistemológicamente, la Psiquiatría es una disciplina relativamente nueva. Nacida durante el siglo XIX bajo la tutela de la medicina, se construyó, a diferencia del resto de disciplinas médicas tanto sobre las ciencias naturales como las ciencias sociales. Mientras que las primeras proporcionan los criterios sociales, morales y estéticos para la categorización y clasificación de conductas anómalas, las segundas intentan inscribir dichas conductas en el cerebro. La investigación pretende comprender por qué la sociedad considera *anómalas* determinadas conductas en cada periodo histórico y, posteriormente, conocer cuáles son los motivos que llevan a algunas personas a desarrollar trastornos mentales, en lo que intervienen múltiples factores. Una vez establecidos los comportamientos anómalos por parte de los agentes sociales, las ciencias naturales entran en escena intentando vincular las configuraciones (comportamientos) con el cuerpo (cerebro). Obviamente, las ciencias naturales por sí solas no pueden crear nuevas categorías/definiciones de *trastorno mental* y, en consecuencia, las ciencias humanas tienen primacía epistemológica. Un ejemplo claro lo tenemos en la consideración de la homosexualidad como trastorno mental – por ejemplo, en la CIE-9, y la posterior desaparición de esta categoría. Evidentemente, la huella cerebral o sustrato biológico de los trastornos mentales es diferente según el tipo de trastorno, y es más determinante y específica en alguno de ellos, como la esquizofrenia, el trastorno bipolar o el autismo. Pero, en cualquier caso, las manifestaciones psicopatológicas resultantes siempre son fruto de una interacción entre la señal cerebral y los condicionantes socioculturales (Marková y Berrios, 2012).

No es de extrañar por lo tanto que la transición cultural en la sociedad contemporánea, en particular en los países de altos ingresos, module las manifestaciones psicopatológicas. Un ejemplo de ello sería, por ejemplo, las distorsiones cognitivas masivas, fruto de las redes sociales (i.e. fenómeno de la post-verdad, auge de las teorías conspiratorias, etc.), o los cambios en la psique normal –caída de la vigilancia y la intuición, impulsividad, menor tolerancia a la frustración, estilos de vida consumistas y hedónicos, identidades compartidas e inseguridad cognitiva–, la desaparición de la familia tradicional, junto con una reducción de la resiliencia mental particularmente en los jóvenes. Ello explicaría, por ejemplo, por qué la pandemia COVID-19 afectó con mayor virulencia desde el punto de vista de la salud mental a los más jóvenes. Junto a ello, los clínicos apreciamos una patomorfosis de cuadros clínicos, con difuminación de los límites diagnósticos, aumento de los síntomas relacionados con la sintomatología de tipo límite, aumento del consumo de tóxicos con intensa actividad psicotrópica y mimetismo de la psicopatología. Se produce un aumento de proporciones casi epidémicas de trastornos de la conducta alimentaria, trastorno por déficit de atención e hiperactividad, y adicciones comportamentales (juego, sexo, pantallas). Todo ello en un contexto de medicalización del sufrimiento, en el que la metáfora de salud-enfermedad se aplica a cualquier tipo de malestar, y, por lo tanto, de sobrediagnóstico. Como resultado, se origina una necesidad de cambiar el enfoque de la atención de la salud mental de los factores estresantes a la persona afectada, y de la protección a la resiliencia (Onchev, 2021).

El aumento de la demanda de atención tiene por lo tanto varios aspectos. Por un lado, la petición de ayuda profesional para resolver problemas de la vida diaria, que en contextos culturales anteriores se resolvían en otros entornos (familia, iglesia, grupos de apoyo, etc.) o bien se afrontaban de forma individual, dado que existía una mayor resiliencia personal. Y, por otro lado, la aparición o el crecimiento de una serie de grupos de población vulnerable que están siendo afectados de trastornos mentales graves, acompañados de alteraciones del comportamiento y/o consumo de tóxicos que dificultan o impiden su atención en un medio comunitario normalizado. Este punto es importante, porque desde los años 80 del pasado siglo existe una apuesta firme en la atención psiquiátrica por disminuir en la medida de lo posible la institucionalización. En este sentido, el aumento de personas con trastorno mental que han cometido delitos puede dar lugar a una trans-institucionalización, con el paso de los hospitales psiquiátricos a las prisiones.

El aumento de la demanda, con las variantes señaladas, coincide con una escasez creciente de profesionales. En cuanto a los psiquiatras, el Libro Blanco de la Psiquiatría publicado por la Sociedad Española de Psiquiatría y Salud Mental (SEPSM) en 2023 señala claramente el déficit que ya existe el número de psiquiatras existentes en nuestro país, en relación con los países europeos, y, sobre todo, las perspectivas sombrías que nos aguardan para los próximos años. Concretamente, España es uno de los países con menor ratio de especialistas de Psiquiatría /x100.000 habitantes: 12 psiquiatras por cada 100.000 habitantes (9,27 en el sistema público), siendo el promedio de la OCDE de 18 psiquiatras por cada 100.000 habitantes. Hay una gran variabilidad en la ratio entre las diversas Comunidades Autónomas, con un rango que va de 4,7 a 15.

Además, no se van a formar suficientes psiquiatras en España para reemplazar los que alcanzan la edad de jubilación, al menos durante los próximos 6 años. En los últimos años, desde la convocatoria 2014-2015 a la convocatoria 2022-2023, el número de plazas en formación en la especialidad de Psiquiatría ha aumentado un 40,5 %, con un promedio de 256 plazas MIR en el periodo 2015-2021. A pesar de la evolución positiva del número de especialistas en Psiquiatría en formación, se observa una tendencia decreciente en el número de especialistas que finalizan la formación (nuevos especialistas). El promedio de especialistas en Psiquiatría que finaliza su formación es de 224 en el periodo 2015-2021. Sin embargo, en España, el 20,77 % de los psiquiatras tiene más de 60 años (un total de 913), y el

6,73 % más de 65 años (296), por lo que se espera un elevado número de jubilaciones en los próximos años. En conjunto, el número de psiquiatras que sería necesario incorporar al sistema público para compensar el déficit crónico junto con las jubilaciones sería superior a 350 psiquiatras por año, al menos hasta el año 2030.

Y, además, hay que considerar que el déficit de psiquiatras es un fenómeno global, por lo que los psiquiatras españoles van a recibir ofertas muy atractivas para trabajar en otros países, lo que puede tentar especialmente a los jóvenes especialistas. La escasez de psiquiatras se acrecienta con la necesidad de dotar también la nueva especialidad de Psiquiatría Infantil, aprobada recientemente en 2021. Por otra parte, la tasa de psicólogos clínicos –es decir, con formación estructurada de psicología clínica a través del programa PIR– es relativamente baja. Según datos de la OMS, en 2018 España contaba aproximadamente con 7,5 psicólogos clínicos por cada 100.000 habitantes, mientras que en países como los EE. UU. o varios países europeos esa tasa es considerablemente más alta. Esta disparidad evidencia la necesidad de aumentar el número de profesionales para poder atender de forma adecuada las crecientes necesidades de atención en salud mental de la población.

Pero no es solo un aumento *per se* de profesionales de salud mental lo que se precisa. Es importante tener una visión integral del problema y de su magnitud, y tener un enfoque preventivo. La prevención y la promoción de la salud mental son esenciales, en particular para reducir la creciente magnitud de las enfermedades mentales. Sin embargo, si bien son conceptos universalmente considerados en salud pública, su aplicación estratégica para la promoción y prevención de la salud mental suele ser difícil de alcanzar. La bibliografía proporciona evidencia considerable sobre la efectividad de diversas intervenciones preventivas de salud mental dirigidas a factores de riesgo y de protección para diversas enfermedades mentales, como los programas centrados en la identificación e intervención tempranas de enfermedades mentales graves (p. ej., esquizofrenia, enfermedades psicóticas y trastornos afectivos bipolares), así como de trastornos mentales comunes (p. ej., ansiedad, depresión, trastornos relacionados con el estrés). Además, intervenciones novedosas, como intervenciones digitales y terapias innovadoras y personalizadas (p. ej., programa de farmacia comunitaria, aplicaciones en el móvil, etc.) para abordar los trastornos de salud mental, han arrojado resultados positivos. Por ejemplo, los algoritmos de predicción multivariante –Inteligencia Artificial– con métodos de aprendizaje automático y la incorporación de investigaciones biológicas, como la genética, pueden ayudar a diseñar intervenciones adaptadas, particularmente para la prevención seleccionada e indicada, para la depresión, el suicidio, la prevención de recaídas, etc. (Singh, 2022).

En el campo preventivo, destacan especialmente dos ámbitos de intervención. El primero son los centros educativos. Hay que considerar que la mayor parte de los trastornos mentales, especialmente los más graves, aparecen por primera vez en jóvenes y adultos jóvenes: el 50 % de todos los trastornos comienzan antes de los 14 años y el 75 % antes de los 24 años. Todos los sistemas preventivos tienen más éxito a edades tempranas. El entorno educativo ofrece una oportunidad única para la educación de hábitos saludables, prevención del consumo de tóxicos, detección precoz e intervención temprana de los trastornos mentales. Por otra parte, el acoso escolar también tiene una gran importancia en el desarrollo de trastornos, y sus consecuencias deletéreas no se limitan al periodo formativo. La identificación temprana y el tratamiento eficaz para los niños con trastornos mentales y sus familias pueden marcar una diferencia fundamental en sus vidas. Deberían tomarse medidas que permitan a todas las escuelas y centros educativos el acceso a servicios de salud mental apropiados, así como la reducción de las barreras para la prestación de servicios de salud mental en las propias escuelas.

En segundo lugar, el entorno laboral también requiere una atención especial. La depresión y los trastornos de ansiedad son una de las principales causas de bajas por enfermedad e incapacidad laboral de larga duración en la mayoría de los países desarrollados, con una tendencia al alza en las últimas décadas. La mayoría de estos trastornos son tratables y, en algunos casos, prevenibles. Sin embargo, la depresión y la ansiedad continúan creando importantes costos económicos, sociales y personales para los empleados, los empleadores y la sociedad en su conjunto. Por otra parte, el entorno laboral puede ser un factor de riesgo en sí mismo para la aparición de estados de estrés crónico, como el síndrome de desgaste profesional o el acoso laboral, que confieren una vulnerabilidad especial para el desarrollo de trastornos mentales. En este momento, existe un conjunto de investigaciones que identifican una variedad de factores laborales que pueden afectar la salud mental de los empleados, como factores de riesgo psicosocial (por ejemplo, justicia organizacional, control del propio trabajo, etc.), insatisfacción laboral percibida, cambio organizacional, inseguridad laboral y situación de desempleo. Por lo tanto, las intervenciones en el lugar de trabajo sobre los trastornos mentales comunes pueden consistir en una combinación de facilitar el acceso a tratamientos clínicos estándar, promover hábitos de vida saludable, junto con intervenciones más específicas para el estrés laboral (Joyce et al., 2016).

Específicamente, en el Libro Blanco ya mencionado, la SPSM propone las siguientes medidas y retos clave para mejorar la atención en salud mental en nuestro país:

- Incrementar y fortalecer la red de recursos asistenciales de atención a la salud mental y su accesibilidad desde una perspectiva multisectorial, abordando las diferencias entre CC. AA., para fomentar la equidad y acercarse a las ratios europeas.
- Incrementar el número de psiquiatras y otros profesionales sanitarios que ejercen su actividad profesional en España, así como asegurar su distribución adecuada en las diferentes CC. AA. Para ello se plantea:
  - Favorecer el retraso en la jubilación (como ya ocurre en otras especialidades).
  - Mejorar las condiciones de trabajo para retener el talento.
  - Acelerar la homologación de psiquiatras extracomunitarios.
- Contemplar en la organización del trabajo el creciente tiempo dedicado a actividades no asistenciales (p. ej., gestión, asesoramiento, investigación, evaluación de casos, desarrollo de procedimientos, marcos estratégicos y normativos).
- Promover iniciativas de apoyo a la salud mental en el lugar de trabajo y en los centros de formación.
- Reforzar la coordinación sociosanitaria e intersectorial.
  - Incorporar la atención a la salud mental en programas o políticas de otros sectores.
  - Desarrollar una estrategia multisectorial de humanización de la atención a la salud mental.
- Potenciar la transformación digital de los Servicios de salud mental, los sistemas de información y el registro de datos de los pacientes.
- Diseñar un modelo de atención escalonado y colaborativo para la organización de la prestación de los servicios, comenzando por la Atención Primaria.
- Promover acciones que permitan reducir el estigma de la enfermedad mental y el incremento de la visibilidad de la Psiquiatría a todos los niveles.
- Desarrollar políticas y herramientas de planificación sanitaria actualizadas a nivel estatal en todos los ámbitos considerados prioritarios, que incluyan presupuesto, códigos de buenas prácticas e indicadores estandarizados.
- Desplegar una estrategia de prevención y abordaje de la conducta suicida a nivel estatal.
- Actualizar la Estrategia Nacional en Salud Mental, a pesar de su reciente revisión, para afrontar las nuevas necesidades e incorporar en ella la definición de estándares de servicios y ratios de profesionales aplicables a toda España.
- Impulsar la participación de los especialistas en Psiquiatría y salud mental en el diseño e implementación de aquellas normativas y

estrategias que pudiesen tener impacto en las personas con trastorno mental.

REFERENCIAS BIBLIOGRÁFICAS

Arias, D., Saxena, S., & Verguet, S. (2022). Quantifying the global burden of mental disorders and their economic value. *EClinicalMedicine, 54*, 101675. https://doi.org/10.1016/j.eclinm.2022.101675.

Asociación Americana de Psiquiatría. (2013). *Guía de consulta de los criterios diagnósticos del DSM 5*. Arlington, VA: Asociación Americana de Psiquiatría.

Comisión Europea. (2023). *Comprehensive approach in Mental Health*. Recuperado, el 14 de junio de 2024, de https://health.ec.europa.eu/publications/comprehensive-approach-mental-health_en?prefPrefLang=es.

Comisión Europea. (2024). *Tracking Framework*. Recuperado, el 14 de junio de 2024, de https://health.ec.europa.eu/documen/download/6317c605-5f5d-4d4f-9c8a-d5c93e869814_es?filename=ncd_tracking-framework-mh_en.pdf.

Eagleton, T. (1996). *The Illusions of Postmodernism*. Hoboken, NJ: Wiley.

Engel, G. L. (1977). The need for a new medical model: a challenge for biomedicine. *Science, 196*(4286), 129-136.

Erikson, E. (1968). *Identidad, Juventud y Crisis*. Buenos Aires: Editorial Paidós.

Instituto Nacional de Estadística. (2023). *Defunciones según la Causa de Muerte primer semestre 2023 (datos provisionales) y año 2022 (datos definitivos)*. Recuperado, el 14 de junio de 2024, de https://www.ine.es/prensa/edcm_2022_d.pdf

Jaspal, R., & Breakwell, G. M. (2014). *Identity Process Theory: Identity, Social Action and Social Change*. Nueva York: Cambridge University Press.

Joyce, S., Modini, M., Christensen, H., et al. (2016). Workplace interventions for common mental disorders: a systematic meta-review. *Psychological Medicine, 46*(4), 683-697.

Klimstra, T. A., & Denissen, J. J. A. (2017). A theoretical framework for the associations between identity and psychopathology. *Developmental Psychology, 53*(11), 2052-2065.

Lamarca, I. (2009). El papel de la sociedad en la integración de las personas con enfermedad mental. *Norte de salud mental, 34*, 34-43.

Marková, I. S., & Berrios, G. E. Epistemology of Psychiatry. *Psychopathology, 45*, 220-227.

Mezzich, J. E. (2007). Psychiatry for the person: articulating medicine's science and humanism. *World Psychiatry, 6*, 1-3.

Ministerio de Sanidad. (2022). *Estrategia de Salud Mental del Sistema Nacional de Salud*. Recuperado, el 14 de junio de 2024, de https://www.sanidad.gob.es/areas/calidadAsistencial/estrategias/saludMental/docs/Ministerio_Sanidad_Estrategia_Salud_Mental_SNS_2022_2026.pdf

Ministerio de Sanidad. (2022). *Plan de acción de Salud Mental.* Recuperado, el 14 de junio de 2024, de https://www.sanidad.gob.es/areas/calidadAsistencial/estrategias/saludMental/docs/PLAN_ACCION_SALUD_MENTAL_2022-2024.pdf

Ministerio de Sanidad. (2023). *Informe Anual del Sistema Nacional de Salud 2022.* Recuperado, el 14 de junio de 2024, de https://sanidad.gob.es/estadEstudios/estadísticas/sisInfSanSNS/tablasEstadisticas/InfAnualSNS2022/INFORME_ANUAL_2022.pdf

Organización Mundial de la Salud. (2021). *Clasificación Internacional de Enfermedades, undécima revisión (CIE-11).* Recuperado, el 14 de junio de 2024, de https://icd.who.int/browse11

Onchev, G. (2021). Changes in Psychopathology and Mental Health Resilience. *Frontiers in Psychiatry, 12,* 676492.

Singh, V., Kumar, A., & Gupta, S. (2022). Mental Health Prevention and Promotion. A Narrative Review. *Frontiers in Psychiatry, 13,* 898009.

Sociedad Española de Psiquiatría y Salud Mental. (2023). *Libro Blanco de la Psiquiatría en España.* Madrid. Recuperado, el 14 de junio de 2024, de https://sepsm.org/wp-content/uploads/2023/06/Libro-Blanco-de-la-Psiquiatria-en-España_SEPSM-0k.pdf

Verschueren, M., Claes, L., Gandhi, A., & Luyckx, K. (2020). Identity and psychopathology: Bridging developmental and clinical research. *Emerging Adulthood, 8*(5), 319-332.

BIOÉTICA Y PARADIGMAS EN SALUD MENTAL

Josep Pifarré
San Juan de Dios
Montserrat Esquerda
Instituto Borja de Bioética

1. INTRODUCCIÓN

Vivimos en una era de transformaciones vertiginosas que podrían fácilmente ser interpretadas como un cambio de época. Los avances tecnológicos, las transformaciones sociales y los desafíos medioambientales están redefiniendo la forma en que interactuamos, trabajamos y nos relacionamos con el mundo que nos rodea. Este momento histórico nos invita a reflexionar sobre los modelos establecidos y a adaptarnos a una realidad en constante evolución. En etapas de transiciones históricas se producen profundos cambios y aquello que se considera imprescindible en la actualidad podría perder relevancia rápidamente en el futuro cercano. La Inteligencia Artificial está emergiendo como una tecnología fundamental que pronto será tan común como lo fueron en su momento la máquina de vapor, la electricidad, la televisión y, más recientemente, internet. Sin embargo, este cambio trasciende simplemente nuestras capacidades y tecnologías; también está transformando nuestra forma de percibir y entender el mundo que nos rodea. A medida que avanzamos en esta nueva era, nuestras concepciones del mundo se están redefiniendo, dando lugar a nuevas cosmovisiones y perspectivas sobre la vida, la sociedad y la tecnología. Este cambio abarca desde la forma en que nos relacionamos con la información hasta cómo concebimos la interacción entre humanos y máquinas. Las concepciones del mundo se transforman, apareciendo nuevas cosmovisiones.

Este cambio se caracteriza por tres aspectos fundamentales: aceleración, complejidad y un cambio radical de paradigma (Esquerda y Pifarré, 2024). La *aceleración* de los cambios es innegable en nuestra sociedad actual. En el transcurso de una sola generación, hemos sido testigos de transformaciones espectaculares. La popularización de internet, el avance de la comunicación inalámbrica (desde los primeros teléfonos móviles hasta las tecnologías 3G, 4G y más), y la digitalización han provocado cambios drásticos en nuestra forma de realizar actividades cotidianas. Esta revolución tecnológica también ha dejado una huella significativa en la medicina y la salud mental. Como señaló Diego Gracia (1995), «puede afirmarse con certeza que la relación médico-paciente ha experimentado más cambios en los últimos 25 años que en los 25 siglos anteriores», pero no solo la relación médico-paciente, sino la misma Medicina ha experimentado cambios más profundos en unas décadas que en milenios anteriores.

Segundo, *la complejidad*. Daniel Innerarity (2020) define y distingue entre tres tipos de problemas: los simples, los complicados y los complejos. Los problemas simples son aquellos en los que, a partir de pocos datos y fórmulas bien definidas, podemos encontrar una solución única y predecible. Esta solución siempre será la misma bajo condiciones consistentes y puede ser fácilmente programada en cualquier computadora. Un problema complicado implica más variables, como calcular la ruta para un viaje a la Luna. Aunque es más complicado, se puede definir con fórmulas y el resultado será constante, ya que todas las condiciones están predefinidas en la pregunta. En contraste, un problema complejo es distinto. Nunca podremos conocer todas las variables de la ecuación de antemano, y nuestras acciones pueden influir en el resultado. La relación médico-paciente y el ejercicio de la Medicina son ejemplos claro de una situación compleja, especialmente en el ámbito de la salud mental.

Tercero, el *cambio de paradigma*. Thomas Kuhn (1970), en su libro *La estructura de las revoluciones científicas* ya introdujo la noción de paradigma como manera de explicar estos momentos de cambio. Un paradigma se puede entender como un sistema de creencias, valores y habilidades que comparten los miembros de una comunidad de pensamiento. Generalmente, para un ámbito de conocimiento, existe una matriz disciplinar de conocimiento, y unos elementos compartidos. Es el período de ciencia formal. Sin embargo, con el devenir de la ciencia aparecen nuevos descubrimientos, entre ellos algunas anomalías. Se consideraría anomalía a aquel descubrimiento que va en contra del conocimiento establecido. Generalmente se intentan modificar las teorías para introducir las nuevas anomalías. Hasta el momento en el que esto es prácticamente imposible, y aparece una nueva visión diferente, que, de una manera mucho más sencilla es capaz de interpretar todos estos nuevos datos desde una perspectiva mucho más simple, siguiendo el principio de parsimonia de Ockham (Reale y Antiseri, 1998). El ejemplo clásico es el del paso de la visión geocéntrica de Ptolomeo a la visión heliocéntrica de Copérnico. Cambio que no fue por cierto sencillo, y sino que se lo pregunten a Galileo y a Giordano Bruno (Solís y Selles, 2013).

Javier Gomá Lanzón (2011) describe esa etapa de transición que se está viviendo:

> dos mundos se disputan nuestro presente: el declinar de una gran cultura milenaria y la lenta gestación de otra distinta, cuya consolidación pertenece al futuro. Los signos se combinan y esta hibridación semiótica hace tan confuso y abigarrado el tiempo que vivimos […]. La cultura del último siglo presenta todos los síntomas de la lucidez de los procesos terminales. Es una cultura dominada por la filosofía de la sospecha, la destrucción de la ontología, la deconstrucción, la crítica de las ideologías, las arqueologías, las etimologías, las genealogías, y también la proclamación de la Muerte de Dios, la Muerte del hombre, la muerte de la historia y otras declaraciones funerarias. Es una cultura postmoderna, postindustrial, posthistórica, postcolonial, postmetafísica, que se contempla a sí misma como periférica respecto a un centro que ya tuvo lugar y que demostró ser falso. Pensar es haber pensado: el pensamiento se torna historia del pensamiento. […] Hemos abandonado lo que el estado antiguo podía presentar de bueno sin adquirir lo que el estado actual podía ofrecer de útil. Todo parece dudoso e incierto en el mundo moral. Nuestro primer deber actualmente es hacernos una moral.

El párrafo describe un momento histórico caracterizado por una transición entre dos culturas: una cultura tradicional que está en declive y una nueva cultura emergente que aún se está gestando y pertenece al futuro. Esta transición se percibe como un conflicto entre dos *mundos* que compiten por definir el presente. En la descripción de la cultura del último siglo, se observa una tendencia hacia la crítica y el cuestionamiento profundo de las bases tradicionales del pensamiento y la sociedad. Se mencionan términos como la *filosofía de la sospecha*, que implica un enfoque crítico hacia las ideas establecidas, la destrucción de la ontología (el estudio del ser y la realidad), la deconstrucción (un enfoque filosófico que revela las contradicciones en el lenguaje y el pensamiento), y otras formas de análisis como arqueologías, etimologías y genealogías, que buscan desenterrar el origen y las conexiones de conceptos y estructuras sociales. Gomá Lanzon plantea que estamos en un momento de transición cultural donde las certezas y estructuras tradicionales están siendo cuestionadas y desafiadas, y hace hincapié en la necesidad de desarrollar una nueva moralidad o ética que pueda guiar a la sociedad en este contexto de incertidumbre y cambio profundo.

Los momentos de cambio de época, por el cuestionamiento al conocimiento previo, son momentos propicios también a *nuevos paradigmas* en muchos ámbitos de la ciencia. La razón es doble. Primero, por la aparición de nuevas tecnologías disruptivas, de manera que dan solución a una demanda de modo totalmente diferente y de manera mucho más eficaz. Y segundo, en períodos de cambio de época, es inevitable que la cosmovisión de las personas experimente transformaciones significativas, lo que a su vez repercute en el sistema de valores de la población. Estos cambios no se limitan únicamente a la esfera tecnológica o económica, sino que también influyen en cómo percibimos el mundo, nuestras creencias fundamentales y nuestras prioridades como sociedad. Estos cambios en la cosmovisión y los valores no solo reflejan la evolución de la sociedad, sino que también pueden influir en la forma en que se estructuran las instituciones, se toman decisiones políticas y se abordan los problemas sociales.

En el mundo de la empresa es conocido desde hace años. Michael Porter (1979), profesor en la escuela de negocios de Harvard, describió hizo un análisis para analizar el nivel de competencia dentro de una empresa industrial, con el de desarrollar una estrategia de negocio en un mundo ya cambiante. Una de las cinco fuerzas era (y es) la amenaza de productos sustitutos. En un mercado competitivo pueden aparecer productos nuevos, diferentes, que den respuesta a una necesidad de una manera totalmente diferente, dejando obsoleto un producto hasta ese momento imprescindible para la sociedad. Pensemos en la situación de las máquinas de escribir por los ordenadores, y el drama que le supuso por ejemplo a Olivetti, o también la aparición de las cámaras digitales, que hicieron entrar en bancarrota a todo un gigante como Kodak.

En psiquiatría y salud mental, en el contexto actual, estamos presenciando cambios que podrían indicar un cambio de paradigma. Hay varias razones que respaldan esta hipótesis. En primer lugar, nos encontramos inmersos en un período de cambio de época en un mundo acelerado y complejo. En segundo lugar, estamos experimentando un momento que no se puede considerar como de *ciencia normal*. Están surgiendo numerosas anomalías que desafían la visión convencional de la relación médico-paciente y del modelo de atención en psiquiatría, ya que no satisfacen las necesidades y demandas de la población atendida. En tercer lugar, existe la amenaza de la aparición de productos sustitutos que podrían canalizar la demanda de atención de la población de otras maneras. Todo esto implica la necesidad de evolucionar y posiblemente *revolucionar* esta parte crucial de la medicina y la ciencia para seguir sirviendo a una sociedad en constante cambio.

2. Paradigmas recientes en salud mental

La psiquiatría y la salud mental han sido y continúan siendo áreas de la medicina que han enfrentado cuestionamientos en las últimas décadas, a pesar de contar con evidencia científica sólida que respalda el sistema diagnóstico y de abordaje de tratamiento. Desde la emergencia del movimiento antipsiquiátrico del siglo pasado hasta la actualidad la psiquiatría han sido objeto de diversos cuestionamientos y críticas, llegando incluso a criminalizarse algunos tratamientos o prácticas.

Estas críticas surgen desde diferentes ámbitos, como el del diagnósticos y categorización de trastornos, en que existen debates en torno a la validez y fiabilidad de los diagnósticos psiquiátricos, así como sobre la clasificación de los trastornos mentales en manuales como el DSM (*Manual Diagnóstico y Estadístico de los Trastornos Mentales)*, argumentando algunos críticos que los diagnósticos son demasiado subjetivos y podrían llevar a la medicalización excesiva de problemas psicológicos normales, o en el ámbito del tratamiento en que persisten dudas y preocupaciones sobre la eficacia de algunos enfoques terapéuticos,

Refutar algunas de las afirmaciones realizadas representa un desafío al conocimiento científico, pero más allá del ámbito académico y del conocimiento, algunos de estos posicionamientos, pueden causar un daño tanto a la credibilidad de este ámbito como a la confianza de las personas que reciben atención.

Aún persiste una notable desinformación y un estigma arraigado con relación a la psiquiatría. Esta disciplina, siendo parte esencial de la Medicina, debe operar dentro de un marco fundamentado en evidencias sólidas, no en creencias sin fundamento. Sin embargo, en la práctica cotidiana y fuera del ámbito científico, este enfoque no siempre es comprendido ni implementado adecuadamente. Explorar y comprender las razones detrás de esta realidad puede ser un método efectivo para abordarla. Para lograrlo, será crucial establecer un esfuerzo colaborativo que involucre a todas las partes interesadas: personas que reciben atención y sus familias, profesionales de la salud y la sociedad en su conjunto.

Es importante tener en cuenta que la psiquiatría ha evolucionado a lo largo del tiempo y continúa haciéndolo, con un mayor énfasis en prácticas basadas en evidencia, respeto a los derechos humanos y enfoques terapéuticos centrados en el paciente. Sin embargo, es fundamental reconocer y abordar las prácticas incorrectas del pasado para garantizar una atención psiquiátrica ética y efectiva en el presente y en el futuro.

Antes de considerar un cambio de paradigma como posible solución, es crucial examinar los principales paradigmas que han guiado la psiquiatría en las últimas cinco décadas.

2.1. El modelo biomédico

En la segunda mitad del siglo pasado, la psiquiatría experimentó una revolución significativa que introdujo un nuevo paradigma con gran impacto: la revolución psicofarmacológica. Esa revolución no sucede de forma aislada sino durante el llamado periodo de la *Golden Age* en Medicina. Se refiere a un período histórico caracterizado por avances significativos, descubrimientos innovadores y progresos destacados en el campo de la medicina, en el que se lograron avances científicos y médicos que transformaron la práctica clínica y la forma de comprender la propia medicina y las enfermedades.

En el campo concreto de la psiquiatría, en apenas una década, se pasó de tener pocos o ningún tratamiento efectivo para los trastornos mentales a la introducción de importantes grupos de psicofármacos, como el litio, los antidepresivos IMAO y tricíclicos, los neurolépticos y posteriormente las benzodiacepinas, con eficacia terapéutica.

En 1978, Klerman (1978) publicó un ensayo proponiendo varias proposiciones que sintetizaban los principios de este nuevo paradigma, que denominó el *credo neo-kraepeliniano*, en referencia Emil Kraepelin. Krapelin, contemporáneo de Freud y menos conocido de éste por la población general, es considerado por muchos como el fundador de la psiquiatría científica y autor del tratado de psiquiatría probablemente más influyente de esta especialidad.

El credo neo-kraepeliniano sintetiza bien el nuevo paradigma que revolucionó la psiquiatría en ese momento, y que actualmente se suele referir como paradigma biomédico. Los principales postulados eran:

1. La psiquiatría es una rama de la medicina.
2. La psiquiatría debería utilizar metodologías científicas modernas y basar su práctica en el conocimiento científico.
3. La psiquiatría trata a personas enfermas y que requieren un tratamiento.
4. Existe una frontera entre lo normal y lo patológico.
5. La enfermedad mental no es un mito, existen enfermedades mentales concretas.
6. El foco de atención debería centrarse especialmente en los aspectos biológicos de la enfermedad.
7. Debe haber un acuerdo explícito en el diagnóstico y la clasificación principales.

Este nuevo paradigma daba ya por concluida la hegemonía del dominio psicoanalítico en la psiquiatría estadounidense y tendía hacia una psiquiatría más científica y basada en resultados a partir de la eficacia de los nuevos tratamientos. La psiquiatría pasaba a ser una rama más de la medicina, en condiciones de igualdad con el resto de las especialidades. Una clara revolución al estilo de lo descrito por Kuhn. Gracias a este paradigma la psiquiatría avanzó más en los 25 años siguientes, en la línea de la conocida frase de Diego Gracia (1995), que en los 25 siglos previos.

Sin embargo, ya desde el primer momento comenzaron a aparecer desajustes en el mismo paradigma.

Primera, el propio acuerdo explícito de clasificación, que priorizó clasificaciones *ateóricas* como el *Manual Diagnóstico y Estadístico de Trastornos Mentales* (DSM) de la Asociación Americana de Psiquiatría. Este consenso, que tuvo grandes ventajas, tuvo también algún inconveniente, como la clasificación de los trastornos a partir de unos síntomas de consenso y la no siempre buena delimitación entre síndrome y trastorno (Vallejo, 2011). Esta confusión está en parte de las críticas no siempre bien intencionadas que se realizan a la efectividad de los antidepresivos en la *depresión*, vista por algunos como puros síntomas depresivos. Evidentemente, no se trata de lo mismo el padecer un trastorno depresivo mayor con melancolía que un trastorno adaptativo, que un duelo o que un problema de la vida que provoque sintomatología depresiva. No distinguir bien entre ellos hace confundir a la población e incluso puede contaminar los resultados de algunos estudios.

Segunda, la no diferenciación entre los conceptos de psiquiatría y de salud mental (Pifarré y Esquerda, 2019). La psiquiatría es la rama de la medicina que estudia y trata los trastornos mentales y del comportamiento. Como en el resto de la medicina, se rige por el método científico siguiendo los principios del modelo biomédico. En cambio, la salud mental es un concepto mucho más amplio, incluyendo aspectos más allá de la enfermedad y también más allá del ámbito propio de la medicina. Por ejemplo: tener un problema económico podrá ser causa de malestar emocional y entrar dentro del ámbito de la salud mental, pero no tiene que verse como un trastorno mental. Y al revés, existen personas con trastornos mentales que no sienten que tengan, en un momento dado, ningún problema de salud mental.

Pero, por otra parte, las personas que vienen a las consultas lo hacen porque presentan una sintomatología que quieren superar, o, al menos mitigar. El debate nosológico les importa relativamente poco a las personas sufrientes. Lo que verdaderamente les interesa es tener una solución o un alivio a sus síntomas y problemas de salud mental. Para muchas de estas personas, un modelo de atención puramente biomédico no les resuelve sus problemas, reclamando por tanto otros manejos más amplios.

Como comentaba Aristóteles, la virtud es un hábito que consiste en un término medio (Aristóteles, 2010). Quizás no es necesario irse hacia otro extremo, sino de integrar en este modelo otros aspectos.

2.2. El modelo biopsicosocial

En 1977, Engel presentó en un artículo en la revista *Science* las bases de lo que sería un nuevo paradigma tanto en la medicina en general como en la psiquiatría: el modelo biopsicosocial. Esta concepción, que siempre ha sido parte de la medicina, no representa una ruptura con el modelo biomédico anterior, sino que lo complementa y amplía. Lo mismo ocurre con la noción de salud mental en comparación con el concepto de psiquiatría.

Se introducen algunas modificaciones en algunos principios del enfoque neo-kraepeliniano. En primer lugar, la salud mental abarca no solo a personas con enfermedades diagnosticadas, sino también a quienes experimentan sufrimiento, incluso sin tener una enfermedad en sí misma.

Segundo, el foco de atención se amplía más allá de los aspectos biológicos. Los aspectos psicológicos y sociales, y también los espirituales (Esquerda, 2020), se incluyen como variables claves en el abordaje de las personas atendidas.

Sin embargo, el modelo biopsicosocial bien entendido, sí que mantiene el resto de los principios. La enfermedad mental sigue sin ser un mito, existiendo enfermedades mentales concretas. Y, evidentemente, la psiquiatría continúa siendo una rama de la medicina que utiliza metodologías científicas modernas y que se basa en el conocimiento científico, existiendo un acuerdo explícito en el diagnóstico y la clasificación.

El modelo biopsicosocial es especialmente relevante porque reconoce que los trastornos mentales no son simplemente el resultado de desequilibrios biológicos en el cerebro, sino que también están influenciados por factores psicológicos y sociales. Este enfoque más amplio permite una comprensión más holística y completa de los trastornos mentales, abriendo la puerta a intervenciones terapéuticas más integrales y personalizadas.

En lugar de centrarse únicamente en la farmacoterapia o tratamientos biológicos, el modelo biopsicosocial en psiquiatría promueve intervenciones que aborden los aspectos biológicos, psicológicos y sociales de los trastornos mentales. Esto puede incluir terapias psicológicas, intervenciones sociales y cambios en el estilo de vida, además del uso apropiado de fármacos cuando esté indicado.

Por tanto, no se trata de un nuevo paradigma que rompe y revoluciona al anterior, sino de una ampliación aportando nuevas luces. Como comenta el propio Engel, lo que cada paciente necesita es conocer y entender lo que le está pasando, y también sentirse reconocido y comprendido.

Sin embargo, esta incorporación del paradigma biopsicosocial en salud mental no ha desplazado el paradigma biologista, sino que coexisten ambos. Gardner y Kleiman (2019), en el New England Journal afirman

La era de alto rendimiento en medicina ha promovido un enfoque de único para el diagnóstico y tratamiento, y el tiempo con los pacientes ha disminuido en todas las especialidades. Para la psiquiatría, que aún enfrenta una considerable incertidumbre diagnóstica y terapéutica, estas tendencias han sido especialmente deformante […]. La ciencia básica es, por supuesto, esencial tanto para el desarrollo de nuevas terapias como para aumentar nuestro conocimiento de los procesos y la patología mental. Los nuevos descubrimientos en genética y neurociencia son emocionantes, sin embargo, aún están lejos de ofrecer una ayuda real a personas reales en el hospital, la clínica y la consulta […]. Sin embargo, en el último medio siglo, la investigación biológica ha llegado a reemplazar en gran medida todas las demás formas de investigación psiquiátrica –psicosocial, cultural, de salud pública y comunitaria–, las cuales han sido marginadas a pesar del conocimiento útil que estos campos proporcionan para la atención diaria de los pacientes y la prevención de enfermedades mentales. Del mismo modo, la psicoterapia, una herramienta esencial y multifacética que moviliza el poder único de la relación entre el clínico y el paciente, ha sido cada vez más descuidada en la formación y práctica psiquiátrica. Dada la complejidad de la mente humana, esta brecha no es sorprendente. Creemos que es necesario reconsiderar fundamentalmente la creación de conocimiento y la formación psiquiátrica. Si solo se apoyara la investigación biológica de la más alta calidad, se podría redirigir una financiación sustancial hacia estudios psicosociales, culturales, de salud pública y comunitarios que apoyen directamente el trabajo de los psiquiatras en ejercicio que responden a las necesidades de los pacientes, familias y comunidades.

2.3. Modelos centrados en la persona y la autonomía del paciente

Con el modelo de Engel, se adopta una visión global de la persona atendida al integrar los aspectos biológicos, psicológicos, sociales y espirituales. Sin embargo, este enfoque sigue presentando la visión pasiva de la persona atendida. En este modelo, es el profesional quien diagnostica, orienta, recomienda y diseña todo el tratamiento. Este paradigma, arraigado en la medicina desde los tiempos de Hipócrates, no se adapta bien a los nuevos cambios sociales y culturales de finales del siglo XX, particularmente en los países anglosajones y posteriormente en otros lugares. Los pacientes ya no desean ser simplemente sujetos pasivos de la acción médica, sino que desean tomar parte activa en las decisiones relacionadas con su salud. Estamos presenciando un cambio de paradigma, pasando de un modelo basado en la beneficencia (el profesional decide en beneficio del paciente) a otro basado en la autonomía (el paciente participa activamente en las decisiones sobre su propio cuidado y tratamiento).

Este cambio también se está produciendo, aunque de manera más tardía, en el ámbito de la psiquiatría y la salud mental. Tener un trastorno mental no implica automáticamente una falta de competencia para tomar decisiones en todas las áreas de la vida, incluso con personas con trastornos psicóticos. Las asociaciones de personas afectadas y de familiares están empezando a integrar y dar voz a los pacientes, ahora considerados personas atendidas, quienes ya comienzan a ocupar los puestos de máxima responsabilidad (Confederación Salud Mental España, 2023).

El movimiento de los derechos de los pacientes comenzó a tomar forma y ganar relevancia a partir de la segunda mitad del siglo XX, particularmente en las décadas de 1960 y 1970. Este período fue testigo de un cambio social y cultural más amplio hacia un mayor énfasis en los derechos individuales y la participación ciudadana en diversas esferas de la vida, incluida la atención médica. Algunos aspectos clave del movimiento de los derechos de los pacientes incluyen el derecho a la información, al consentimiento informado, a la privacidad y confidencialidad, y a la atención de calidad.

Este movimiento llega de forma más tardía al ámbito de la salud mental, surgiendo nuevas demandas en cuanto a formas de atención, como enfoques centrados en los derechos y una verdadera solicitud de ejercer la autonomía, incluso en situaciones de disminución de la competencia y vulnerabilidad. En este contexto, se proponen nuevas estrategias, como la planificación anticipada de decisiones y las decisiones compartidas.

Los enfoques basados en derechos en salud mental se comienzan a generalizar en la primera década de este siglo, con la aprobación por parte de las Naciones Unidas de la *Convención Internacional sobre los Derechos de las Personas con Discapacidad* en el 2006, ratificada en España en el 2008 (Instrumento, 2008). En España, recientemente se ha promulgado una ley que realiza un verdadero giro copernicano en el sistema de protección de personas con discapacidad, pasando de la tutela al reconocimiento de la capacidad con la figura de las salvaguardas (Ley 8/2021). La Organización Mundial de la Salud (2015) impulsa los *QualityRights*, con el fin de incentivar las medidas que promocionen los derechos de las personas con trastornos mentales, cambiar actitudes, crear conciencia y empoderar a las personas con problemas de salud mental y a sus familias.

Esta corriente de pensamiento y activismo no solo aboga por el reconocimiento de los derechos, sino también por su pleno ejercicio. Ello supone también un cambio de lenguaje: de *paciente* a *persona atendida* y de *trastorno mental* a *problema de salud mental*. Se está comenzando a reconocer la experiencia de la persona atendida como una parte clave del proceso de atención y la mejora continua del modelo de atención. Todo lo que ha llegado a otros ámbitos de la medicina en años anteriores parece llegar de repente a la psiquiatría.

Como en muchas otras ocasiones, ha sido el movimiento asociativo quien ha liderado la lucha para el reconocimiento de estos derechos en las personas con discapacidad, por delante de los legisladores, y también, por delante de la mayoría de los profesionales.

Cabe preguntarse si la eclosión de la defensa del respeto a la autonomía en el ámbito de la salud mental se diferencia de la defensa en el ámbito de la medicina en general.

A diferencia de otros ámbitos de la medicina, con mucha frecuencia en el ámbito de salud mental hay un número elevado de creencias y opiniones, que pueden no estar sustentadas por la evidencia científica. Algunas de las críticas que surgen hacia ciertas prácticas, que se consideran propias de modelos antiguos, paternalistas y coercitivos, se realizan a veces confundiendo tratamientos claramente eficaces e imprescindibles con métodos y formas de atención que pueden y deben mejorarse. Un ejemplo claro de terapia eficaz claramente indicada hoy en día es el uso de la Terapia Electroconvulsiva. Ésta es una terapia con una evidencia sólida que respalda su eficacia en el tratamiento de ciertos trastornos mentales graves y resistentes a otros tratamientos, siendo una opción de tratamiento importante y efectiva para algunos trastornos mentales graves que no responden a otras intervenciones (Bernardo, 2018), pero es una terapia que ha estado históricamente asociado con estigma y malentendidos debido a representaciones negativas en la cultura popular, así como a experiencias pasadas de pacientes que recibieron este tratamiento de manera coercitiva o sin el debido consentimiento informado. Se produce pues a menudo una crítica a esta terapia sin diferenciar la forma en que se pudo llevar a cabo, de la efectividad y del uso actual de la terapia.

Es fundamental evitar errores de categorización. De lo contrario, corremos el riesgo de caer en el extremo opuesto, pasando de un modelo claramente paternalista a otro basado en una autonomía malinterpretada, convirtiendo la autonomía en una ideología en lugar de un principio ético (Esquerda, 2023). En este caso la prudencia también residirá en encontrar un punto medio, principalmente un punto de confluencia. Es evidente la necesidad de integrar nuevos modelos basados en la autonomía, pero también de ser conscientes de las limitaciones para aplicar plenamente este principio en poblaciones altamente vulnerables y con disminución ocasional de la competencia. En este contexto, surge un nuevo paradigma: los modelos de autonomía relacional.

2.4. Hacia nuevos modelos: autonomía relacional

La autonomía llevada al extremo de la ideología tiene también el riesgo de olvidar la vulnerabilidad. Para que una persona sea autónoma es necesario que sea competente, que esté bien informada y que esté libre de coacciones. Estas tres características no siempre se dan en las personas que tienen un problema de salud mental.

2.4.1. Competencia

James Drane (1984) ya definió hace cuatro décadas que la competencia no es un fenómeno del todo o nada, sino que depende del momento de la patología de la persona, y también del tipo de decisión. Por tanto, hará falta valorar la competencia para cada decisión en particular en un momento dado de la evolución del trastorno. Appelbaum y Grisso (1995) elaboran un test para valorar la competencia –Mac Arthur Assessement Tool for treatment– (MacCAT-T) útil para la psiquiatría.

Es imprescindible considerar la competencia como un aspecto dinámico y no estático. Es evidente que un paciente con un trastorno bipolar en fase maníaca pueda tener una limitación de la competencia para la toma de algunas decisiones, como también lo es que quizás no la tenga en fase de eutimia. Por tanto, habrá que considerar de manera diferente estas situaciones, y también, muy importante, aprovechar los momentos de mayor competencia para planificar con la persona atendida todo el proceso de tratamiento (modelos de planificación anticipada de decisiones, y decisiones compartidas).

2.4.2. Información

Para tomar decisiones es imprescindible el tener información. Información implica conocimiento de las diferentes opciones, de las posibilidades, de los efectos secundarios posibles (Esquerda, 2024). Christer Mjåset (TEDx, 2022), médico neurocirujano noruego, en una interesante charla TED desglosa una serie de preguntas que, según explica, cualquier persona debería realizar ante cualquier nuevo tratamiento. Estas preguntas pueden ayudar a guiar a pacientes, familias y también a profesionales

- ¿Es realmente necesario?
- ¿Cuáles son los riesgos?
- ¿Hay otras opciones?
- ¿Qué pasa si no hago nada?

Otro aspecto de gran importancia es cómo dar la información. No siempre es fácil el conocer la cantidad de información que necesitará y que pedirá cada persona. La información se propone, no se impone. Se ha de dar aquella información relevante para cada paciente en particular, que puede ser ligeramente diferente la información genérica. Será también necesario el adaptarse al lenguaje y comprensión de la persona atendida. Y dejar que pueda hacer preguntas sobre las dudas o inquietudes que presente. No individualizar información, imponerla o aplicar tecnicismos, será mal entender el modelo basado en la autonomía. Modelos deliberativos serán mejores que los modelos puramente informativos. Y, por otro lado, existe el riesgo contrario, importante en psiquiatría, de utilizar formas de privilegio terapéutico (Johnston and Holt, 2006) como forma residual de paternalismo.

La información, por otro lado, es también necesaria para los pacientes no competentes. Un paciente no competente, aunque no pueda decidir, tendrá derecho a ser informado del qué y del porqué de su manejo asistencial.

Como especialidad médica que es la psiquiatría, todos estos aspectos son claramente validos en el ámbito de la salud mental. Hace falta entender que son trastornos muy complejos, con buen manejo en la mayoría de los casos, pero que requerirán un abordaje continuado y a largo término en el que la alianza terapéutica juega un papel clave. La figura del paciente experto, que ha aparecido en otras especialidad médicas (Sánchez, 2023), puede ser toda una oportunidad en el ámbito de la psiquiatría y la salud mental.

2.4.3. Ausencia de coacciones

Una decisión autónoma implica libertad de decisión. Existen dos aspectos a tener en cuenta en este tema.

Primero, que las coacciones no siempre son evidentes (Esquerda y Pifarré, 2024). En cualquier especialidad médica, en algunos casos el profesional puede argumentar que se trata de una aplicación del criterio de beneficencia ante pacientes parcialmente competentes para una decisión dada. En psiquiatría, además, tenemos la visión de la poca o nula consciencia de trastorno. Si bien es cierto que la falta de consciencia de enfermedad es un hecho en un buen número de pacientes, también lo es que el trabajar este aspecto es clave para el pronóstico a largo plazo, la alianza terapéutica y la experiencia de las personas atendidas. El uso de restricciones a la libertad de decisión, en pacientes parcialmente competentes puede estar visto por las personas atendidas y por las asociaciones que las representan como un paternalismo poco adecuado a los tiempos actuales de cambio de época.

Segundo, no hay que igualar ausencia de coacciones con aplicar un modelo puramente informativo; donde los profesionales nos dediquemos únicamente a informar *asépticamente* cual datos estadísticos. El profesional puede y debe dar su opinión, recomendar aquello que cree que es mejor para la persona atendida en un momento dado, atendiendo a sus circunstancias. E incluso, persuadir si hay una diferencia de opiniones que se cree que no beneficia a la persona atendida. Pero hay que ser conscientes de la poca distancia que separa la recomendación, persuasión y coacción.

2.4.4. Vulnerabilidad y confianza

Más allá de las tres clásicas características para poder ejercer la autonomía (competencia, información y ausencia de coacciones) existe otro punto clave, que es la vulnerabilidad, intrínseca a gran parte de personas que presentan problemas de salud mental. A mayor vulnerabilidad, mayor respeto.

La palabra *vulnerabilidad* proviene del latín *vulnerabilis*, que significa *que puede ser herido* o *posibilidad de ser herido*. Deriva de la palabra *vulnus*, que significa *herida* y *abilis* que significa posibilidad. Por lo tanto, la etimología de *vulnerabilidad* está relacionada con la idea de estar expuesto a ser herido o dañado, tanto física como emocionalmente. En el contexto actual, se utiliza para describir la susceptibilidad o fragilidad de una persona o grupo frente a situaciones adversas o riesgos potenciales.

La condición vulnerable seria pues una condición ontológica, es decir, que forma parte de la naturaleza humana. Levinas (2012) considera que la vulnerabilidad es una condición fundamental de la existencia humana y está estrechamente relacionada con la relación ética entre personas. La vulnerabilidad no sería simplemente una debilidad o una condición de fragilidad física, sino que implica en nuestra capacidad inherente para ser afectados por el sufrimiento, la necesidad y la presencia del otro. La vulnerabilidad, para este autor, es la fundamentación de la dignidad de las personas, pues todas las personas somos vulnerables, porque somos finitos y frágiles, expuestos a la herida, a la enfermedad, al fracaso ya la muerte.

Esta vulnerabilidad es precisamente la que nos enfrenta a la responsabilidad ética de responder al otro y cuidar de su bienestar. Levinas enfatiza que la vulnerabilidad nos hace conscientes de nuestra interdependencia y nos llama a actuar éticamente en respuesta al sufrimiento y las necesidades de los demás. Desde esta perspectiva, la vulnerabilidad no es simplemente una condición pasiva, sino que implica una invitación ética a la acción y al cuidado hacia el prójimo.

Joan Carles Mellich (2023) lo resume como:

> la vulnerabilidad implica dependencia, relación. Un ser vulnerable es el que puede ser herido y que, por eso, no es capaz de sobrevivir al margen de la atención y de la hospitalidad de otro, al margen de la compasión. Pero lo que resulta decisivo es que, según una antropología de la vulnerabilidad, no existe posibilidad de superar este estadio de dependencia. Somos, desde el inicio, seres necesitados de acogimiento porque somos finitos, contingentes y frágiles,

porque en cualquier momento podemos rompernos, porque estamos expuestos a las heridas del mundo.

Javier de la Torre (2016) hace referencia a que la vulnerabilidad humana está presente a lo largo de nuestra existencia. Todos somos altamente vulnerables al nacer y la gran mayoría lo seremos al envejecer y al final de la vida, y muchos también van a ser vulnerables por accidentes o enfermedad, esto hace que nos acompañe durante toda la vida, aunque con diversos rasgos.

La respuesta humana a la vulnerabilidad ha sido la técnica y el cuidado, la justa medida de cada uno de ellos. Sin embargo, un modelo de la medicina que en las últimas décadas ha enfatizado la técnica, ha podido olvidar de dar respuesta a la vulnerabilidad.

Uno de los grandes errores de la medicina biologicista, ha sido olvidarse de la vulnerabilidad. El maestro Diego Gracia (2010) comentaba:

> El positivismo ha tenido en pocos campos un éxito tan rotundo y duradero como en Medicina. De hecho, la medicina pasó de ser empírica a ser "experimento" con el positivismo: en este sentido somos hijos del positivismo. La medicina anterior, la Medicina empírica, basaba su saber en la mera experiencia, no en el experimento, es decir, no en el método experimental y científico. La experiencia es natural, pero el experimento, al contrario, es programado. La experiencia es retrospectiva, y el experimento prospectivo. La experiencia se basa en la mera acumulación de experiencias similares, el experimento no: es programado diseñado y exige un proceso más complejo de comprensión. Pues bien, el positivismo tuvo muy claro que la ciencia positiva tenía que ser experimental, no sólo empírica. Y eso hizo avanzar espectacularmente la biología y la medicina del s. XX. La clínica clásica se construye sobre síntomas y signos. El síntoma se define como sensación subjetiva y el signo como dato objetivo. El método experimental tiene claro que el diagnóstico debe realizarse a la vista de los signos objetivos y sólo de ellos. Los síntomas no son fiables porque no son objetivos. De ahí que en la medicina positivista se produjeran dos fenómenos de la máxima importancia: uno, la devaluación del síntoma. Y dos, el retroceso de la palabra. La medicina positivista se hace muda.

Una medicina centrada más en enfermedades que enfermos y orientada más a curar que cuidar puede haberse olvidado de la vulnerabilidad, pero una visión reduccionista de la bioética, que absolutiza la autonomía individual también.

La autonomía ha tenido un peso relevante en la Bioética, y, aunque los principios bioéticos se describen como *prima facie*, en la realidad el peso de la autonomía ha sido muy elevado. Comentaba Tom Beauchamp (Beauchamp y Childress, 2009): «el valor moral del respeto por la autonomía precede y no es el producto de una teoría filosófica, y ninguna teoría es aceptable si entra en conflicto con este valor».

De hecho, la Bioética de origen norteamericano se sustenta en una antropología humana que concibe a la persona como un individuo único y autónomo, separado de su contexto social o de sus relaciones, al momento de abordar temas éticos relacionados con la toma de decisiones médicas, la autonomía personal y otros aspectos de la ética en el ámbito de la salud pública. Como comenta Snead (2020):

La antropología humana de la bioética pública norteamericana empieza con la premisa que unidad fundamental de la realidad humana es la persona individual, considerada como separada y distinta de la manera en que está o no incrustada en una red de relaciones sociales. Las personas se identifican y definen por el ejercicio de su voluntad, su capacidad para elegir de acuerdo con sus necesidades y deseos. Esta concepción del ser humano eleva el principio de autonomía y autodeterminación por encima de valores en conflicto en la jerarquía, como beneficencia, justicia, dignidad o equidad.

Snead señala como una cierta visión de la bioética ha podido olvidar la dimensión relacional y la condición vulnerable de las personas. Por lo que continúa:

Esta ideología individualista contiene verdades importantes sobre la libertad humana, pero está construida sobre principios abstractos o premisas que no reflejan toda la complejidad de la realidad vivida, olvidando una parte fundamental y fundante de la naturaleza humana: su dependencia y vulnerabilidad. A lo largo de nuestras vidas los seres humanos tenemos largos periodos de dependencia en que necesitamos cuidado y protección que normalmente se proveen a través de redes de relaciones. La infancia o el envejecimiento son épocas naturales de alta dependencia, así como los periodos de enfermedad o lesión. Los seres humanos somos constitutivamente relacionales (Snead, 2020).

Por ello, es fundamental entender la autonomía, en ámbitos de personas en condición altamente vulnerable, siempre en sentido relacional, porque ontológicamente el ser humano es un ser relacional. Requiere a los otros para llegar a ser adulto, para vivir, para desarrollarse, y para poder superar los episodios de fragilidad. Como expresa Fineman (2004),

el principal problema es una concepción de la autonomía es que perpetúa el mito sobre la existencia de un sujeto independiente, autosuficiente y autónomo. Dentro de la bioética dominante, así como en el discurso político, la autonomía está estructurada por el marco liberal, que enfatiza excesivamente una construcción individualista, racional y autosuficiente del ser humano. Centrarse sólo en la autonomía hace invisible la fragilidad y vulnerabilidad de la condición humana, lo que significa que todos necesitamos cuidado y respeto.

La autonomía relacional es un concepto ético que amplía la noción tradicional de autonomía individual hacia una comprensión más contextual y social. Se refiere a la capacidad de las personas para tomar decisiones autónomas dentro del contexto de sus relaciones interpersonales, culturales y sociales. En lugar de enfocarse exclusivamente en la autonomía individual como un ejercicio de elección personal independiente de las influencias externas, la autonomía relacional reconoce que las decisiones y preferencias de las personas están influenciadas por su entorno social y las relaciones en las que participan. Esto incluye factores como la cultura, la familia, la comunidad y otras interacciones sociales.

La autonomía relacional reconoce que las personas desarrollan y ejercen su autonomía en relación con otros y dentro de un contexto social más amplio. Esto significa que la toma de decisiones autónomas no ocurre en un vacío, sino que está moldeada por las normas sociales, valores compartidos y expectativas culturales de la comunidad en la que uno vive. Algunos aspectos clave de la autonomía relacional incluyen la interdependencia, la influencia social y la contextualización. Como expresa Dove (2017), «las relaciones (con la familia, la comunidad y la sociedad), la responsabilidad, el cuidado y la interdependencia son atributos clave de la autonomía relacional. las personas desarrollan su sentido de sí mismo y forman capacidades y planes de vida a través de las relaciones que forjan a diario ya largo plazo».

Incluso, en aras de la autonomía, los profesionales sanitarios han renunciado a veces a acciones beneficentes. Como comenta Puyol (2012):

> Uno de los problemas a los que se enfrenta la Bioética ante este inmenso reto es teórico, y es que la justicia social y la beneficencia exigen cierto paternalismo, algo difícil de casar con una concepción de la autonomía centrada en la defensa de la libertad individual y el consentimiento hasta el punto de que, en ocasiones, la autonomía se ha convertido más en una ideología que en un principio ético, es decir, en una creencia cuya bondad se da siempre por supuesta, una creencia según la cual el consentimiento informado es el pilar básico e incuestionable de toda la bioética [...] Los profesionales han renunciado a un paternalismo razonable en nombre del sagrado derecho a la autonomía.

Pellegrino (1998) planteó ya la necesidad de no perder el concepto de beneficencia en medicina, pero beneficencia en confianza, que no es lo mismo que el paternalismo. El concepto de beneficencia fiduciaria según Edmund Pellegrino se refiere a la obligación ética del médico de actuar en el mejor interés del paciente, basándose en una relación de confianza y responsabilidad mutua. Pellegrino enfatiza que la beneficencia fiduciaria va más allá de simplemente hacer el bien o evitar el daño. Implica una relación de confianza entre el médico y el paciente, donde el médico asume la responsabilidad de actuar en beneficio del paciente, considerando sus necesidades, valores y preferencias. En el contexto de Pellegrino, la beneficencia fiduciaria implica un compromiso moral por parte del médico de colocar los intereses del paciente por encima de cualquier otro interés, manteniendo la confianza y la integridad en la relación médico-paciente. Esto significa actuar con lealtad y respeto hacia el paciente, reconociendo la importancia de su autonomía y dignidad.

Será fundamental, en la construcción de este nuevo modelo, reconocer la autonomía como relacional, poniendo énfasis en el concepto de relación. Delgado (2012) lo describe:

> El ser humano está siempre implicado en una red de relaciones sociales, y la autonomía no es posible si no existen relaciones y condiciones sociales que lo permitan. Como capacidad, es necesario desarrollar la autonomía relacional, y esto sólo es posible en el núcleo de las relaciones sociales de apoyo. En el contexto de la atención a las personas, la autonomía relacional implica más énfasis en cómo los profesionales crean las condiciones para facilitar y apoyar el proceso de toma de decisiones de la persona (y a veces familiar), en lugar del centrarse en el derecho a decidir.

La autonomía relacional y la beneficencia en confianza tienen implicaciones significativas en bioética, especialmente en el contexto de la toma de decisiones médicas compartidas y la atención centrada en el paciente. Reconoce la importancia de comprender las relaciones y contextos sociales de los individuos para promover una atención médica más ética, sensible y respetuosa hacia las preferencias y valores de las personas.

Reconocer la autonomía de las personas atendidas implica recomendar y persuadir, pero no imponer unilateralmente decisiones, pero principalmente tejer redes de relaciones, basadas en la confianza con los pacientes. Confianza implica tener fe, lealtad (fiar) de manera completa. La persona atendida espera que el profesional le trate de manera confidencial, veraz y fiel, siempre velando por el mejor interés. Si uno se siente tratado así, será más fácil que la persona atendida pueda expresar sus síntomas, sus dudas, sus miedos y sus opiniones. Y, entonces, que el profesional comprenda las necesidades reales de la persona atendida, construyendo juntos el que sería la propuesta terapéutica individualizada más adecuada.

Es más, introduciendo el reconocimiento de la vulnerabilidad y la relación de confianza en la ecuación de este sistema complejo, es probable que la confrontación entre algunas de las divergencias en las visiones de las personas atendidas y las de los profesionales desparezcan. El movimiento de *quality rights* no deja de ser una reacción a modelos basados en la beneficencia, que, bajo un marco de confianza se transforman en una construcción de algo nuevo común y mucho más potente que lo que podríamos conseguir cada uno por su lado. No se trata de una lucha de los pacientes contra las acciones de los profesionales, sino que es una lucha conjunta de las dos partes, personas atendidas y profesionales, con el fin de avanzar en la atención integral de la persona. En términos deportivos, no es un partido en el que juegan dos contrincantes (profesionales contra pacientes), sino que éstos dos juegan juntos en un mismo equipo contra la enfermedad y sus secuelas que es el verdadero contrincante. Y no es trabajar para los pacientes, sino trabajar con las personas atendidas y para ellas.

Un ejemplo de esto es la *planificación anticipada en salud mental* (PDA). En un modelo basado en la autonomía corresponde a la persona atendida el tomar decisiones. Sin embargo, en algunos momentos, las personas pueden no ser competentes y no reconocerse afectadas por la limitación o la enfermedad (Ramos, 2019). En estos períodos será primordial el ayudar a la persona para protegerse ante posibles decisiones no competentes que pueda tomar, además de a potenciar las capacidades y vínculos que pueda tener. Las PDA se podrían definir como un proceso mediante el que las personas toman decisiones sobre su atención médica y tratamiento futuro, en el caso de que lleguen a una situación en la que no puedan expresar sus preferencias. Para ello hará falta un diálogo previo e intenso con los profesionales y con los seres queridos de cómo actuar. Es un claro ejemplo de cómo se puede conservar y potenciar la autonomía de una persona, protegiéndola también de sí misma, entablando una relación de confianza con los profesionales.

Otro ejemplo son las decisiones compartidas en salud mental. Se puede definir el modelo de decisiones compartidas como el proceso mediante el cual los profesionales y la persona atendida (y su familia si ésta lo desea) pactan, de manera común, para unas circunstancias concretas, unos objetivos y un plan de acción concretos (Ramos, 2018). Bajo este modelo las personas atendidas sienten un mayor control sobre su proceso, mejorando la confianza y reforzando el compromiso con el plan terapéutico. Hay que tener en cuenta que son trastornos crónicos, en los que el enfoque terapéutico ha de estar basado en la recuperación global de la persona, que incluyen no sólo los aspectos psicopatológicos sino también la calidad de vida, con un acompañamiento hacia el poder tener un proyecto de vida propio, más allá de la enfermedad, que pasa de estar en el sujeto a estar en el predicado (no es un esquizofrénico, sino una persona autónoma, con sus cosas más positivas y otras no tanto, como todo el mundo, que, entre otras cosas, padece una esquizofrenia).

Así han de ser los nuevos modelos de autonomía relacional. En la línea de Víctor Montori (2017), modelos centrados en la persona, en los que se establece un diálogo entre las personas atendidas y los profesionales, que piensan, hablan y sienten juntos de cómo resolver una situación médica. Desde la colaboración, pero reconociendo la vulnerabilidad y la atención compasiva y de confianza. Ofrecer relación, no sólo información. Ofrecer cuidado, no elección.

REFERENCIAS BIBLIOGRÁFICAS

Appelbaum, P.S., and *Grisso*, T. (1995). The *MacArthur* Treatment Competence Study, I: Mental illness and competence to consent to treatment. *Law Hum Behav*, 19, 105-26.

Aristóteles. (2010). *Ética a Nicómaco*. Madrid: Editorial Gredos.

Bernardo, M., González-Pinto, A., Urretavizcaya, M. (2018). Consenso español sobre la terapia electroconvulsiva. Sociedad Española de Psiquiatría Biológica. Recuperado el 8 de junio de 2024, de https://sepsm.org/wp-content/uploads/2022/06/2018_Consenso_TEC.pdf

Beuchamp, T., Childress, J.F. (2009). *Principles of Biomedical Ethics* (6.º edition). New York: Oxford University Press.

Confederación Salud Mental España. (2023). Mercè Torrentallé toma el relevo de Enriqueta Vidal como presidenta de la Federació Salut Mental Catalunya. Recuperado el 8 de junio de 2024, de https://consaludmental.org/sala-prensa/merce-torrentalle-presidenta-federacio-salut-mental-catalunya/

Delgado Rodríguez, J. (2012). Nuevas perspectivas bioéticas: autonomía relacional. *Revista Ene de Enfermería*, 6(1).

Dove, E., Kelly, S., Lucivero, F., Machirori, M., Dheensa, S., & Prainsack, B. (2017). Beyond individualism: Is there a place for relational autonomy in clinical practice and research? *ClinicalEthics*, 12(3), 150–165.

Drane, J.F. (1984). Competency to give an informed consent. A model for making clinical assessments, *JAMA*, 252, 925-27.

Esquerda, M. (2020). Muerte y duelo en el niño. En C. Massé, J. de la Torre (Eds.), *Los profesionales sanitarios ante la muerte* (pp. 99-120). Madrid: Dykinson.

Esquerda, M. (2022). *Hablar de la muerte para vivir y morir mejor: Cómo evitar dolor y sufrimiento añadido al final de la vida*. Barcelona: Alienta Editorial.

Esquerda, M., Cambra, F.J., Bofarull, M. (2023). Autonomía relacional en pediatría. *Revista Iberoamericana de Bioética*, 22, 1-11.

Esquerda, M., Pifarré, J. (2024). La relación de confianza en salud mental. *Labor Hospitalaria*, 336-337, 53-60.

Fineman, M. A. (2004). *The autonomy myth. A theory of dependency*. New York: The New Press.

Gardner, C., & Kleinman, A. (2019). Medicine and the mind—the consequences of psychiatry's identity crisis. *N Engl J Med*, 381(18), 1697-1699.

Goma Lanzón, J. (2011). Ingenuidad aprendida. Barcelona: Galaxia Gutenberg.

Gracia, D. (1995) Ética Médica. En P.Farreras y C. Rozman (eds.), *Medicina Interna* (13.ª edición). Barcelona: Editorial Doyma.

Gracia, D. (2010). *Voluntad de comprensión. La aventura intelectual de Pedro Laín Entralgo*. Madrid: Triacastela.

Innerarity, D. (2020). *Pandemocracia. Una filosofía de la crisis del coronavirus*. Barcelona: Galaxia Gutenberg.

Instrumento de Ratificación de la Convención sobre las personas con discapacidad, hecho en Nueva York el 13 de diciembre de 2006. Boletín Oficial del Estado, 96, de 21 de abril de 2008. https://www.boe.es/boe/dias/2008/04/21/pdfs/A20648-20659.pdf

Johnston, C., Holt, G. (2006). The legal and ethical implications of therapeutic privilege-is it ever justified to withhold treatment information from a competent patient? *Clinical Ethics, 1*(3), 146-51.

Klerman, G. L. (1978). The evolution of a psychiatric nosology. In J. C. Shershow (ed.), *Schizophrenia: science and practice* (pp. 99-121). Cambridge: Harvard University Press.

Kraepelin, E. (1905). *Introducción a la clínica psiquiátrica*. Madrid: Saturnino Calleja Fernández.

Kuhn, T. (1970). *La estructura de las revoluciones científicas*. México DF: Fondo de cultura económica.

Lévinas, E. (2012). *Totalidad e infinito*. Madrid: Ed Sígueme.

Ley Orgánica 8/2021, de 2 de junio, por la que se reforma la legislación civil y procesal para el apoyo a las personas con discapacidad en el ejercicio de su capacidad jurídica. (2021). *Boletín Oficial del Estado* (núm. 132, 3 de junio de 2021). Recuperado, el 17 de marzo de 2024, de https://www.boe.es/buscar/act.php?id=BOE-A-2021-9233

Melich, J.C. (2023). La condición vulnerable. Barcelona: Fragmenta Editorial.

Montori, V. (2017). *Why we revolt. A patient revolution for careful and kind Care*. Minnesota The patient revolution.

Organización Mundial de la Salud. (2015). QualityRights: instrumento de calidad y derechos de la OMS: evaluando y mejorando la calidad y los derechos humanos en los establecimientos de salud mental y de apoyo social. Universidad de Chile, Facultad de Medicina, Escuela de Salud Pública Dr. Salvador Allende. Recuperado, el 8 de junio de 2024, de https://iris.who.int/handle/10665/150398

Pellegrino, E. (1988). For the Patient's Good: The Restoration of Beneficence in Health Care. Oxford: Oxford University Press

Pifarré, J., & Esquerda, M. (2019). De la ética del paradigma en salud mental ¿Quo vadis Salud mental? *Bioètica & Debat, 25*(86), 3-9.

Porter, M. E. (1979). The structure within industries and companies' performance. *Review of Economics and Statistics, 61*(2), 214-227.

Puyol, Á. (2012). Hay bioética más allá de la autonomía. *Revista de Bioética y Derecho*, (25), 45-58.

Ramos, J. (2018). Ética y salud mental. Barcelona:Editorial Herder.

Ramos, J. (2019). La planificación de decisiones anticipadas en salud mental y adicciones. *Bioètica & Debat, 25*(86), 10-15.

Reale, G., & Antiseri, D. (1988). *Historia del pensamiento filosófico y científico*. Barcelona: Editorial Herder.

Sánchez López, J. D., & Luque Martínez, F. (2023). El paciente experto. ¿Un nuevo modelo sanitario? *Medicina de Familia. SEMERGEN, 49*(3).

Snead, C. (2020). *How means to be human. What it means to be human: The case for the body in public bioethics*. Cambridge: Harvard University Press.

Solís, C., & Sellés, M. (2013). Historia de la ciencia. Madrid: Editorial Espasa.

TEDx Talks. (2022, octubre 1). Christer Mjaset, 4 Questions you should always ask your doctor [Archivo de video]. YouTube. https://www.youtube.com/watch?v=Em34QSwN-Nc

Torre (de la) J. (2016). *Bioética. Vulnerabilidad y responsabilidad en el inicio de la vida*. Madrid: Dykinson.

Vallejo, J. (2011). *Melancolía. Un tipo básico de depresión*. Madrid: Editorial Médica Panamericana.

BLOQUE II
CUESTIONES BIOÉTICAS DE LA SALUD MENTAL Y LOS PRINCIPIOS BIOÉTICOS

AUTONOMÍA EN UNA VOLUNTAD VULNERABLE

María Isabel de la Hera
San Juan de Dios. Ciempozuelos

1. INTRODUCCIÓN

La atención a la salud y a la enfermedad mental es uno de los contextos sanitarios en el que se producen habitualmente más cuestiones bioéticas. La relación entre Bioética y Salud Mental es compleja y con frecuencia promueve el debate. Los principios bioéticos que entran en conflicto en Psiquiatría son semejantes al resto de las especialidades médicas, si bien con particularidades, ya que la persona que padece enfermedad mental resulta afectada de forma global y generalizada: global, en la medida que se compromete la propia experiencia y los aspectos bio-psico-socio-espirituales, y generalizada porque, si bien en distintos grados, se condicionan los diferentes ámbitos de desempeño a nivel familiar, social, profesional y académico.

La persona aquejada de un problema de salud mental puede tornarse cognitiva, volitiva, emocional y relacionalmente frágil, debido a que, a menudo, sufre cambios en la percepción o en la interpretación de la realidad objetivable. Además, ocurre, sobre todo en algunas patologías mentales, que la propia persona ni siquiera aprecia estos cambios o no es consciente de que algo no va bien en la lectura e interpretación que hace de su entorno y, por lo tanto, puede no reconocer la necesidad de ayuda profesionalizada, y menos ser subsidiario de requerir abordajes diagnósticos o terapéuticos, puesto que no hay una conciencia plena de enfermedad. Sí suele percibir el sufrimiento que le supone la escisión interna y la subjetividad de amenaza, en forma de ansiedad, angustia, miedos y experiencias íntimas que la persona no puede explicar.

A diferencia de los de otras especialidades médicas, frecuentemente las personas con problemas de salud mental han sido tradicionalmente consideradas incapaces para tomar decisiones, por lo que los temas más controvertidos en Bioética se relacionan con el principio de autonomía, fundamentalmente a la hora de proceder al consentimiento informado en la indicación de procesos asistenciales, es decir, a la hora de tomar decisiones, en este caso, de salud. Aspectos como el grado de competencia, la capacidad de decisión, la conciencia de enfermedad, el acceso a los servicios sanitarios o las condiciones sociales y el estigma asociado –entre otros–, generan situaciones de inseguridad y mayor vulnerabilidad en las personas con afectación de la salud mental.

En este contexto, pueden favorecerse escenarios y entornos que refuercen fenómenos de indefensión que afectan a la dignidad humana y a la posibilidad de autodeterminación.

Centrándonos, pues, en la autonomía, hay que destacar que la Psiquiatría es la única especialidad que, a día de hoy, puede indicar un internamiento hospitalario a una persona en contra de su voluntad, si se estima un grave riesgo para la propia persona o para terceros, en caso de no haber otras alternativas comunitarias, siempre siguiendo el procedimiento legal y amparado por el artículo 763 de la Ley de Enjuiciamiento Civil.

2. Definiciones y conceptos

2.1. Autonomía

Según la RAE (2024a), autonomía es la «condición de quien, para ciertas cosas, no depende de nadie».

En Bioética el concepto de autonomía es dinámico, continúa evolucionando, desarrollándose y matizándose en paralelo a los requerimientos sociales y culturales, amén de los cambios de paradigma en la asistencia y el desarrollo progresivo de una relación con los pacientes más adulta, que ha pasado de enfoques más proteccionistas a reconocer y respetar la participación de los pacientes en la toma de decisiones de salud, en general y de salud mental, en particular. La autonomía es el ejercicio práctico de la libertad personal, que no significa que se pueda hacer lo que nos venga en gana. Una persona es autónoma en la medida del uso que hace de su libertad, con la coherencia y responsabilidad hacia sí misma y hacia el otro; por lo tanto, no es meramente individual porque también supone un reconocimiento del otro y la responsabilidad hacia el otro. Una persona es autónoma cuando actúa libremente, de acuerdo a un plan elegido

(Beauchamp, y Childress, 2002) con dos condiciones esenciales: la libertad de actuar, independientemente de las influencias, y ser agente, es decir, tener la capacidad de actuar intencionadamente.

Diversos filósofos han tratado sobre el concepto de autonomía moral (Etxeberria, 2021), y aunque este principio de la bioética no se refleja completamente en ninguna de las teorías de dichos pensadores, es inevitable destacar la concepción básica que defienden algunos de ellos:

Immanuel Kant (s. XVIII) introduce este concepto de autonomía moral. Contempla la autonomía como autolegislación, puesto que defiende la racionalidad universal del ser humano. Para Kant, la persona autónoma es la que se autolegisla, la que se da a sí misma la ley moral, sin estar sujeta a cuestiones de plano inferior (pasiones irracionales), ni tampoco de plano superior. La persona sabe discernir racionalmente por sí misma. Las elecciones, según esta visión son racionales y universalizables.

John Stuart Mill (s. XIX) considera la autonomía como autorrealización de la persona, como individualidad. Desde esta perspectiva, la persona autónoma se concibe con capacidad de decisión por sí y para sí, desde sus actitudes y sentimientos subjetivos, con el límite de no hacer daño directo a la vida o libertad de terceros y quedando la solidaridad como opcional. Es un concepto liberal e individualista de la autonomía personal. Las elecciones serían subjetivas e individuales.

Charles Taylor (s. XX) defiende la autonomía como identidad y autenticidad. La persona autónoma es la que es capaz no solo de elegir, sino de elegir lo que construye la propia identidad. Identidad que se construye en diálogo con los valores, los otros, en un marco dialógico, intersubjetivo y en el contexto social. Las elecciones serían intersubjetivas y relacionales.

El concepto de autonomía se mueve entre la tradición angloamericana y la europea: la visión norteamericana con influencia en los Estados Unidos y Europa del Norte, es más individualista, habla de autodeterminación; la europea y mediterránea, más relacional y se desarrolla en un marco intersubjetivo y compatible con la justicia social.

2.2. Voluntad vulnerable

Voluntad según la RAE (2024b) es la «facultad de decidir y ordenar la propia conducta; libre albedrío o libre determinación; elección de algo sin precepto o impulso externo que a ello obligue». La voluntad y el acto voluntario se refieren a la capacidad de las personas para tomar decisiones y llevar a cabo acciones de manera consciente, intencional y deliberada, sin que estén sometidas a ningún control por influencias externas. Esta capacidad tiene importantes implicaciones en la autonomía y responsabilidad moral de las personas.

Vulnerable según la RAE es «que puede ser herido o recibir lesión física o moralmente». Cualquier enfermedad, y la enfermedad mental más si cabe, es una expresión concreta de la vulnerabilidad ontológica del ser humano y el enfermar. Pero en enfermedad mental nos vamos a referir a una vulnerabilidad específica, situacional y contingente, en la que la persona queda en una situación más expuesta a sufrir un daño.

Por lo tanto, una voluntad en situación de vulnerabilidad, incluso vulnerada en el contexto de salud mental, supone que las personas aquejadas de una patología mental pueden, en un momento determinado, ser incapaces de defender sus intereses, quedando indefensas y en situación de vulnerabilidad y susceptibilidad (Feito, 2007)[1], ya dañadas (no potencialmente dañables), generándose estigmatización y desigualdad de oportunidades sociales, discriminación, así como impedimentos y obstáculos para lograr una participación en la sociedad como miembros con plenos derechos y obligaciones. Esta vulnerabilidad afecta a todas las dimensiones de la persona:

> El ser humano es vulnerable físicamente porque está sujeto a la enfermedad, al dolor y a la decrepitud; es vulnerable psicológicamente porque su mente es frágil y necesita cuidado y atención; es vulnerable socialmente y, además, espiritualmente. Su estructura pluridimensional, su mundo relacional, su vida, su obrar, sus acciones, su pensamiento, sus sentimientos e, incluso, sus fantasías son vulnerables (Torralba, 1998).

Feito (2007), además de la dimensión ontológica, también alude a la vulnerabilidad social, entendida como la que se deriva de la pertenencia a un grupo, género, localidad, medio, condición socio-económica, cultura o ambiente que convierte en vulnerables a los individuos. En este caso, las personas con problemas de salud mental forman parte de un colectivo que es susceptible de experimentar exclusión social y estigmatización.

En relación con la vulnerabilidad, en el año 2000, en el marco de un proyecto financiado por la Comunidad Europea y liderado por el Centro de Ética y Derecho de Copenhage, J.D. Rendtorff y P. Kemp realizaron un trabajo titulado *Los Grandes Principios de la Bioética y el Bioderecho*, con la intención de crear un marco teórico alternativo al enfoque de los Principios Bioéticos propuestos por el Informe Belmont y, posteriormente, por T. Beauchamp y J. Childress. Los principios propuestos fueron: autonomía (capacidad), integridad (coherencia de vida y unidad narrativa), dignidad (valor intrínseco) y vulnerabilidad (como expresión de fragilidad de la vida

---

[1] Aquí la autora cita a Kottow.

y como cuidado del vulnerable: aquél cuya autonomía, integridad y dignidad pueden ser amenazadas), principio transversal a los tres previos.

En el documento son dos las ideas básicas expresadas por este principio. Por un lado, expresa la fragilidad y finitud de la vida; y, por otro, es el objeto de un principio moral que requiere el cuidado del vulnerable, entendiéndolo como la persona cuya autonomía, dignidad o integridad pueden ser amenazadas. Por lo tanto, el principio no sólo requiere la no interferencia en la autonomía, integridad y dignidad de los seres, sino que reciban ayuda para permitirles desarrollar su potencial, por lo que nos interpela en forma de respuesta responsable ante la llamada del necesitado y frágil.

Estas conceptualizaciones permiten ampliar las dimensiones del ser vulnerable que incluyen las vivencias personales, pero también los entornos sociales y factores culturales (relación entre autonomía y vulnerabilidad). La autonomía encuentra su límite en el principio de la vulnerabilidad, pero también su razón de ser y de fomentarse, obligando a responder a la necesidad de la persona frágil y potencialmente dañable.

3. Legislación y documentos normativos

En el ámbito nacional destacaríamos, como pilares fundamentales del concepto de autonomía, los siguientes cinco documentos.

El primero es la Constitución Española que favoreció el desarrollo de las leyes sobre la autonomía. Aunque no hace mención explícita a dicho concepto, en algunos de sus artículos, principalmente los artículos 43, 10, art. 14, art. 15, art. 16, incluye y desarrolla una lista de derechos y libertades sobre los que se asienta la noción de autonomía del paciente. Fundamenta el derecho a la autodeterminación personal en la dignidad y libertad de la persona.

El segundo es la Ley General de Sanidad (LGS), primera ley que regula los derechos y deberes de los usuarios. En su artículo 10, que supone un claro avance, hace alusión directa a la necesidad de respetar la confidencialidad e intimidad del paciente, así como la obligación de solicitar la previa autorización para los procedimientos que se le apliquen. En el apartado 9, de la versión inicial, se reconoce el derecho del enfermo a negarse a un tratamiento, excepto en los casos que recoge el apartado 6 del mismo artículo (ambos derogados tras la Ley 41/2002, de 14 de noviembre, básica reguladora de la autonomía del paciente y de derechos y obligaciones en materia de información y documentación clínica).

El capítulo III de la LGS (artículo 20), dedicado en su totalidad a la salud mental, equipara en derechos a la persona con problemas de salud mental con el resto de ciudadanos que requieran de los recursos asistenciales.

Como antecedente está el informe que elaboró la Comisión Ministerial para la Reforma Psiquiátrica (1985), y que propone en el Principio VI la integración del paciente psiquiátrico «como un paciente del sistema general de atención a la salud». En el Principio X, «garantizar los derechos civiles del paciente frente a las acciones sanitarias que puedan limitar su libertad». Apuntan a fomentar acciones comunitarias y rehabilitadoras que favorezcan la participación del paciente en la comunidad, promoviendo su autonomía y participación en los cambios propios y del entorno.

El tercero es el Convenio para la protección de los Derechos Humanos con respecto a las aplicaciones de la Biología y la Medicina, Convenio de Oviedo (1997), vigente en España desde el año 2000, en el capítulo II, artículo 5:

> Una intervención en el ámbito de la sanidad sólo podrá efectuarse después de que la persona afectada haya dado su libre e informado consentimiento. Dicha persona deberá recibir previamente una información adecuada acerca de la finalidad y la naturaleza de la intervención, así como sobre sus riesgos y consecuencias. En cualquier momento la persona afectada podrá retirar libremente su consentimiento.

Igualmente, en el artículo 7, de protección a las personas que sufran trastornos mentales, expresa:

> La persona que sufra un trastorno mental grave sólo podrá ser sometida, sin su consentimiento, a una intervención que tenga por objeto tratar dicho trastorno, cuando la ausencia de este tratamiento conlleve el riesgo de ser gravemente perjudicial para su salud y a reserva de las condiciones de protección previstas por la ley.

En los casos de falta de competencia debe prevalecer la protección a la salud por encima del valor libertad.

El cuarto, la Ley 41/2002, de 14 de noviembre, básica reguladora de la autonomía del paciente y de derechos y obligaciones en materia de información y documentación clínica, que afirma en el capítulo I, artículo 2 principios básicos:

> Toda actuación en el ámbito de la sanidad requiere, con carácter general, el previo consentimiento de los pacientes o usuarios. El consentimiento, que debe obtenerse después de que el paciente reciba una información adecuada, se hará por escrito en los supuestos previstos en la Ley. El paciente o usuario tiene derecho a decidir libremente, después de recibir la información adecuada, entre las opciones clínicas disponibles. Todo paciente o usuario tiene derecho a negarse al tratamiento, excepto en los casos determinados en la Ley. Su negativa al tratamiento constará por escrito.

Establece el compromiso de los profesionales de respetar las decisiones adoptadas libre y voluntariamente, por los pacientes. Además, refuerza el

Convenio de Oviedo a la hora de regular las cuestiones especiales que se pueden producir en el abordaje de la patología mental, contemplando intervenciones sin consentimiento del paciente, cuando conlleve alto riesgo de perjuicio inmediato grave para la integridad física o psíquica del paciente o de terceros. Asimismo, se explicita que, independientemente de la capacidad para consentir, se debe informar al paciente y explicar el significado, circunstancias, riesgos y resultado que se pretende con el tratamiento o la intervención.

El quinto la Ley 8/2021, de 2 de junio, por la que se reforma la legislación civil y procesal para el apoyo a las personas con discapacidad en el ejercicio de su capacidad jurídica (art 12). Publicada a raíz de la Convención Internacional de los derechos de las personas con discapacidad, aprobada por la ONU en el año 2006 y ratificada en España en 2008. Se considera el primer tratado internacional de derechos humanos del siglo XXI y supone el relevo de la Declaración de Derechos Humanos de 1948.

En el ámbito más específico de la salud mental, ha habido una sensibilidad especial por el respeto de los derechos y autonomía del paciente con una constante preocupación por la búsqueda de un trato digno de las personas aquejadas de patología mental, marginadas socialmente y estigmatizadas. Además, destaca: la introducción de una perspectiva integral en el abordaje de los pacientes, contemplando a la persona como un todo bio-psico-socio-espiritual y respeto a su dignidad; el fomento de sistemas asistenciales integrados y comunitarios; así como la especial atención a la compleja relación sanitario-paciente, con tendencia a la asimetría. Estas preocupaciones ya se habían plasmado en diversos documentos. Por mencionar los que han supuesto los cimientos básicos en bioética:

La Declaración de Hawai de la Asociación Mundial de Psiquiatría (1977). Se considera el primer código ético concebido para la Psiquiatría. Este documento es una guía de actuación en la que se establecieron diez reglas éticas, consideradas como requisitos éticos mínimos para los psiquiatras.

Pretende que el psiquiatra trabaje a favor del mejor interés del paciente, se favorezca el que tenga la oportunidad de los mejores tratamientos evidenciados y se le tenga en cuenta por medio del consentimiento informado. Menciona explícitamente la autonomía del paciente y la necesidad de garantizar el respeto de la misma:

> El fin de la Psiquiatría es contribuir a la salud, a la autonomía personal y al desarrollo del individuo […], debe servir a los mejores intereses de paciente y tener en consideración el bien común y una distribución justa de los recursos de la salud […]. A cada paciente debe ofrecérsele la mejor terapéutica susceptible de serle aplicada y ser tratado con la atención y respeto debidos por su dignidad humana […] respeto de su autonomía en su vida y en su salud. El psiquiatra debe informar al paciente de la naturaleza de su estado, del diagnóstico o de los

tratamientos posibles, así como de las alternativas […], el paciente debe tener la posibilidad de elegir entre los diferentes modos de tratamiento […]. Ningún tratamiento debe ser efectuado en contra de la voluntad del paciente o con independencia de él, a menos que el sujeto no tenga capacidad de expresar sus propios deseos o bien, por su enfermedad psiquiátrica, no pueda discernir lo que va en el sentido de su propio interés.

El Informe Belmont sobre los principios éticos y recomendaciones para la protección de las personas objeto de la experimentación, elaborado por la Comisión Nacional para la Protección de los Sujetos Humanos de la Investigación Biomédica y del Comportamiento. La autonomía se denomina «respeto por las personas», refleja el concepto de autonomía como dos exigencias morales y dos perspectivas complementarias:

> Primera, que los individuos deberían ser tratados como entes autónomos y segunda, que las personas cuya autonomía está disminuida deben ser objeto de protección (Departamento de Salud, Bienestar y Educación, 1978).

En salud mental, ¿cómo se articulan estos conceptos y, sobre todo, cómo se pueden aplicar en la práctica clínica diaria? La relación asistencial está cambiando y evolucionando a un modelo en el que la persona tiene un rol más participativo y ejecutivo en el proceso de toma de decisiones en cuestiones de salud y enfermedad.

4. REQUISITOS DE LA AUTONOMÍA EN SALUD MENTAL

En salud mental, teniendo en cuenta estas normativas y la evolución de la relación con el paciente, hay que considerar como prioridad respetar la autonomía del paciente. Por lo tanto, de entrada y por defecto, cualquier persona, incluida la que tiene un proceso de salud mental, es competente y autónoma, como cualquier ciudadano, con capacidad jurídica y sujeto de derechos y obligaciones.

Hoy en día, en salud mental, todavía se mantienen prejuicios y conductas de discriminación social y exclusión cuando hablamos de personas con enfermedad mental. El estigma es una realidad por causas varias, principalmente por desconocimiento, desinformación, equivocada percepción social y miedos irracionales; por lo que la autonomía y voluntad de la persona con problemas de salud mental se tiende a cuestionar socialmente y, a veces, también por los propios profesionales, tachándolos de poco capaces e incompetentes, aserción que no es cierta.

Según Simón-Lorda (2006) el ejercicio de la autonomía de las personas, de los pacientes, exige que se cumplan al menos tres condiciones:

1. Actuar voluntariamente, es decir libre de coacciones externas.
2. Tener información suficiente sobre la decisión que va a tomar, es decir, sobre el objetivo de la decisión, sus riesgos, beneficios y alternativas posibles.
3. Tener competencia, esto es, poseer una serie de aptitudes psicológicas –cognitivas, volitivas y afectivas– que le permiten conocer, valorar y gestionar adecuadamente la información anterior, tomar una decisión y expresarla.

Se pueden añadir,

4. Validez, ligada a la competencia e intencionalidad.
5. Autenticidad, relacionada con la coherencia de las elecciones alineadas con el sistema y escala de valores del paciente.

Por lo tanto, tenemos que partir de la base de que el paciente con enfermedad mental, como persona que es, es un agente moral autónomo, con derechos y capacidades plenas para tomar decisiones sobre su vida y su salud, teniendo en cuenta su biografía previa, sus deseos, razonamientos, valores y sus metas personales en su proyecto de vida. Igualmente, es responsable de las consecuencias de estas acciones y de la asunción de las implicaciones morales de sus elecciones, ya que tiene capacidad de reflexionar, deliberar y decidir por sí mismo.

Como profesionales de la salud, siempre debemos fomentar su participación como agente activo en la toma de decisiones y facilitarle información veraz, actualizada y comprensible de su proceso de salud mental. Esto supone favorecer su capacidad para autodeterminarse sin condicionamientos. Es decir, la capacidad para dar su consentimiento informado, un derecho fundamental más del paciente. Para favorecer la deliberación y la toma de decisiones, (entendiendo el consentimiento informado como el proceso gradual que se realiza en el seno de la relación médico-enfermo y, en virtud de la cual, el paciente competente recibe del médico la información suficiente para participar activamente en la toma de decisiones respecto al diagnóstico y tratamiento de su enfermedad), en este consentimiento informado no pueden faltar sus elementos fundamentales: información suficiente, competencia, voluntariedad, validez (voluntariedad) y coherencia (consonancia de la decisión con el sistema de valores de la persona).

El modelo de autonomía propuesto por Frankfurt y Dworkin (García Zabaleta, 2007)[2] se basa en la convicción de que existe una jerarquía de deseos que condiciona el proceso deliberativo humano. Consideran que existen diferentes niveles de deseos: los deseos de primer orden y los deseos

---

[2] En este autor es donde se recoge la cita a la que se hace alusión.

de segundo orden. Los deseos de primer orden se corresponden con tendencias, impulsos o apetencias que no requieren necesariamente de la participación de la razón. Los de segundo orden representan un nivel superior, ya que suponen una reflexión crítica en relación a un hecho, tras la cual se llega a una decisión autónoma. Así podemos decir que una persona puede ser competente para realizar una elección o escoger entre varias opciones (libertad de elección), pero no tener la autonomía suficiente para ponerla en práctica (libertad de acción), por estar condicionado por factores internos o externos (la autonomía está condicionada por el estado cognitivo, volitivo y afectivo-emocional).

Seoane (2010) contempla varios tipos de autonomía y, en este contexto, diferenciaría una autonomía decisoria (libertad de elección), una autonomía informativa y una autonomía ejecutiva (libertad de acción). La decisoria se centra en las capacidades que tiene la persona de reflexión, deliberación y decisión para llegar a un curso de acción en el contexto de un proceso comunicativo y relacional de consentimiento informado. La informativa se centra en el poder del paciente para disponer y resolver en las cuestiones relacionadas con su privacidad e intimidad. La funcional o ejecutiva se refiere a la libertad de acción, es decir a la capacidad de llevar a cabo y a la práctica la decisión escogida.

Otras autoras también desglosan la autonomía según distintos aspectos (Marijuan, 2023), considerando una autonomía decisoria (libertad de elección), una autonomía ejecutiva (libertad de acción), una autonomía informativa (privacidad e intimidad), además de una autonomía funcional (relacionada con las posibilidades que ofrezca el entorno) y una autonomía narrativa (coherencia histórico-biográfica).

La acción autónoma supone, pues, tomar una decisión con intencionalidad, con conocimiento de su acción y sin control externo. En salud mental, habría que añadir también, ausencia de control interno, ya que la afectación del proceso y contenido del pensamiento, la presencia de fenómenos alucinatorios, la sintomatología afectiva, etc., pueden condicionar la toma de decisiones. En cuanto al control externo, Beauchamp y Childress (2002) contemplan la manipulación, la coacción y la persuasión. De ellas, la única influencia que se consideraría legítima desde el punto de vista moral es la persuasión, ya que es la forma de influencia típica de la persuasión es la argumentación racional y ésta permite la libertad de decisión del otro. Un sujeto tiene capacidad para tomar una decisión si puede comprender la información fundamental, hacer un juicio sobre la información de acuerdo con su esquema de valores, buscar un cierto resultado y comunicar libremente su deseo a los que le tratan.

5. Valoración de la competencia en salud mental

De todos los requisitos que se exigen para realizar una elección autónoma (información, voluntariedad, competencia, validez y autenticidad), la competencia es la condición esencial y más difícil en la valoración de la autonomía. Además de ser el que plantea más número de cuestiones éticas en la práctica diaria y consultas en los Comités de Ética Asistencial.

La competencia es la habilidad para realizar una tarea. En el contexto de la enfermedad mental, la aptitud psicológica necesaria para tomar una decisión en un momento determinado. La competencia no es algo estático, sino que puede variar. En salud mental es fluctuante y dinámica, y también intermitente, relacionada con el estado psicopatológico del momento, no con el diagnóstico. También variará con relación a la tarea concreta, la dificultad/riesgo de la decisión específica (escala móvil de Drane), y con las consecuencias de la decisión para sí y terceros.

Una persona es competente (Beaucham y Childress, 2002) si es capaz de entender y procesar la información; de hacer un juicio reflexivo sobre esa información tomando como base sus valores personales; de pretender alcanzar un determinado objetivo y de exponer sus deseos, teniendo en cuenta las consecuencias de su elección. Pero buscamos la decisión autónoma, no solo la decisión competente. Porque la decisión competente puede no ser autónoma, por información insuficiente o por falta de voluntariedad.

Aunque no hay una herramienta que por sí sola evalúe la competencia, sí hay algunos instrumentos que complementan la valoración clínica. Entre las que han mostrado mayor validez se pueden mencionar ACE, el documento Sitges y el Mac Arthur Assessment Tool for Treatment-MacCAT-T (Appelbaum y Grisso, 1995). Esta última es la más sensible y de las más utilizadas en salud mental. No obstante, lo determinante es la realización de exploraciones y entrevistas clínicas por profesionales expertos, llegando, según Simón Lorda (2006), a realizar «un juicio probabilístico valorativo y prudencial mezcla de experiencia profesional y sentido común».

Según el MacCAT-T, para valorar la competencia hay que tener en cuenta y explorar cuatro requisitos:

- Comprensión de la información que se comunica al paciente en relación con el proceso de enfermedad y alternativas de tratamiento.
- Apreciación de la afectación en primera persona de la enfermedad.
- Razonamiento lógico interno que lleva a toma de decisión concreta.
- Expresar una elección.

Es verdad que la patología mental puede afectar, en un momento determinado, a alguna de ellas, aunque sea de forma puntual y con carácter excepcional, no dependiendo del diagnóstico sino del estado psicopatológico, del contexto y de la decisión a tomar. Esto puede observarse en algunos de los procesos de salud mental. En un porcentaje de una minoría de pacientes y en patologías muy graves (de larga evolución y curso deteriorante o en episodios agudos, que pueden llegar a provocar en la persona que la padece, y en momentos puntuales, una alteración profunda de las relaciones con su propia organización interna, individualidad y vivencia de singularidad, con pérdida del juicio de realidad, distorsiones de la percepción e interpretación del entorno, generándose disgregación y disociación de la personalidad que, a efectos prácticos, supone la desconexión con la realidad social y ambiental) se genera, pues, una quiebra, una escisión, de la integridad a nivel individual e interpersonal que afecta directamente a los ámbitos bio-psico-socio-espiritual, con un deterioro en el desempeño normalizado de roles sociales y con repercusiones imprevisibles y, llegado el momento, potencialmente irreversibles.

Se pueden plantear situaciones complejas de manejar, fundamentalmente en los servicios de urgencias, en el contexto de descompensaciones psicopatológicas agudas, (donde el paciente puede llegar en contra de su voluntad, a veces, traído por familia e incluso por la policía), sin que tenga consciencia de lo disruptivo, inmanejable y peligroso de sus comportamientos; con anosognosia y, por tanto, sin aceptar necesidad de abordaje sanitario ni tratamiento, con sintomatología de difícil control ambulatorio y, en ocasiones, riesgos para la integridad personal o del entorno. En estas situaciones se puede llegar a plantear un ingreso en contra de la voluntad del paciente.

Desde luego, es necesario diferenciar las situaciones agudas, en las que la comunicación puede estar condicionada por el estado mental agudizado y que obligan, en ocasiones, a tomar decisiones sin contar completamente con el paciente, de las situaciones que se dan en las consultas de seguimiento, con un paciente compensado y con el que podemos realizar planteamientos terapéuticos alineados con sus deseos y voluntad, en el contexto de la relación terapéutica, incorporando modelos asistenciales colaborativos.

6. Modelos de toma de decisiones

La relación clínico asistencial ha cambiado y ha evolucionado desde un modelo en el que el paciente asumía un rol pasivo y dependiente, a una forma de relación en la que, sin perder el foco ni la finalidad de nuestra actuación, es decir, beneficiar al paciente, es él o ella la que participa activamente en su proceso de salud o enfermedad, pasando a ser agente activo y a dirigir, según su voluntad y preferencias, las decisiones relativas a su salud o enfermedad (Gracia, 2008).

Parte de nuestra función en el proceso de relación con el paciente es acompañarle y ayudarle a que tome consciencia de que es un agente activo y debe implicarse y participar. Para conseguirlo, es fundamental forjar una alianza terapéutica, que conforme un vínculo que favorezca que el paciente se involucre y dé un sentido a los planteamientos que se le proponen, fundamentalmente en procesos de larga evolución, como puede ocurrir en salud mental, entendiendo que, como en cualquier relación asistencial, la parcela terapéutica es ineludible. Ahora bien, generando una atmósfera de escucha y acuerdo que la consolida y promueve, la formación de un vínculo afectivo y una relación de confianza (Abel, 2001), que es lo que permitirá incorporar la deliberación con el paciente y le ayudará a la toma de decisiones.

La experiencia de la enfermedad es subjetiva y los valores de cada persona son cruciales a la hora de determinar lo que le conviene. Por ello tendremos que orientar la relación terapéutica al fomento del autoconocimiento y al desarrollo de un propio sistema de valores. En la relación asistencial, nuestro papel se centraría en las capacidades y competencias de la persona, con el objetivo de ser consejeros que le ayuden a interpretar sus propios deseos, necesidades y valores personales (Simón-Lorda, 2006) y compartirlos, además de ir encaminada al respeto de sus elecciones y proyecto vital. Es fundamental una comunicación fluida y empática que fomente el diálogo sincero y honesto, dosificando la información que requiera, pero sin mentir al paciente, ya que esto supondría la pérdida de la confianza.

En este sentido, se plantean modelos de relación colaborativos, de tal manera que, cuando se hace un planteamiento terapéutico en salud mental y se sospecha que alguno de los requisitos para el consentimiento informado no se cumple plenamente (consentimiento libre, voluntario e informado), una variante del CI sería el consentimiento participado en el que la deliberación y la negociación siguen siendo los protagonistas –diferenciar el consentimiento otorgado por quienes son competentes (consentimiento informado) de la expresión de voluntad de quienes no lo son (consentimiento participado)–.

Se trata de respetar su dignidad, su autonomía e independencia y respetar sus propias decisiones. La decisión coparticipada del paciente en la toma de decisiones genera un mejor estar del paciente, ya que se ha demostrado en numerosas experiencias que este ejercicio contribuye a lograr los objetivos clínicos de curación o alivio.

Como modelos más estructurados para la toma de decisiones, destacan la toma de decisiones compartidas y la planificación de decisiones anticipadas. Hasta el momento, es más frecuente la primera que la segunda.

71

Introducen aspectos deliberativos y colaborativos en el que los profesionales acompañan al paciente y le apoyan en la elección de las opciones terapéuticas más alineadas con sus valores, preferencias, circunstancias vitales y proyectos de vida.

En nuestro quehacer diario asistencial no debemos mantener ni actitudes defensivas, que abandonan al paciente a su suerte en el proceso de deliberación y decisión, ni actitudes rígidas, que tienden a imponer el criterio profesional como única opción. Debemos favorecer la deliberación participativa, la escucha atenta, el respeto a las diferentes opiniones y las elecciones alineadas con los valores y las preferencias del paciente.

Nuestras intervenciones deben ir dirigidas a la persona, no a la enfermedad. Esto supone orientar la relación terapéutica hacia el crecimiento personal, al autoconocimiento. Ayudarle a identificar las motivaciones personales, sus limitaciones y puntos fuertes; acompañarle en el proceso de incorporar la experiencia de enfermedad dentro de su propia lógica para generar narrativas e historias alternativas y el desarrollo de un sistema propio de valores.

Se trata de escuchar al paciente, que en psiquiatría es especialmente vulnerable, responder a sus interrogantes, aliviar sus temores, evitar la sobreprotección y el paternalismo, reconocer el derecho al tratamiento y a la negación del mismo, y sobre todo respetar sus opiniones y distintos puntos de vista (Cámara, 2022).

El tratamiento en psiquiatría, sea el que sea, debe enfocarse como un medio, no un fin en sí mismo. Un medio que dé sentido al proyecto vital del paciente y le permita lograr la reinserción social e integración comunitaria.

7. Conciliación de los principios de autonomía y beneficencia

Como sanitarios, aunque contemplemos y promovamos la participación activa del paciente y respetemos su voluntad y decisiones, no podemos perder el foco de nuestro quehacer asistencial, que es promover beneficio en salud para el paciente. En salud mental, cuando por circunstancias clínicas, puntualmente, la capacidad del paciente para autodeterminarse con responsabilidad está comprometida, hay que buscar un equilibrio entre los principios de beneficencia y autonomía. Es decir, debemos conciliar el bien del paciente contando con su participación activa. Debemos respetar sus decisiones hasta un grado prudente que impida que se produzca un daño.

La autonomía, desde el punto de vista del paciente, tiene dos polos complementarios: uno positivo, como dominio de las acciones propias, y otro negativo, ausencia de coacción interna o externa en la toma de decisiones (decidir sin influencias).

La autonomía en cuanto a nuestras obligaciones como profesionales de la salud, en el caso de la salud mental, no se reducen al respeto por la autonomía del paciente, entendido como obligación negativa de no influencia ni intromisión, sino que implican un compromiso positivo con su integridad personal y un ejercicio de responsabilidad, con la obligación moral y profesional de responder ante la llamada del otro (la ética se fundamenta en la respuesta responsable ante la llamada del otro), y de facilitarle ayuda y protección para que pueda ejercer una libertad responsable, entrando en el terreno de la dignidad.

Si llevamos a cabo este compromiso para con los pacientes mentales, protegemos su autonomía, pero también los investimos como agentes activos y empoderados, mejor preparados para afrontar el potencial estigma y la vulneración de sus derechos. Es decir, que no pasen de ser población vulnerable a población vulnerada.

También estamos reforzando la autonomía como identidad y reconocimiento a sí mismo de la persona autónoma con relación a los demás. El estigma asociado a la enfermedad mental puede afectar socavando el autoconcepto y el reconocimiento de la persona en las relaciones interpersonales, que pueden verse influidos por actitudes de prejuicio y discriminación. La falta de reconocimiento afecta a la confianza en uno mismo, el respeto hacía la propia persona y la autoestima.

En cuanto a la beneficencia, los sanitarios debemos promover el bienestar y la salud de los pacientes a nuestro cargo, promoviendo una comunicación efectiva y generando una relación con el paciente de confianza.

La beneficencia se suele asociar al paternalismo, entendido como la toma de decisiones de forma unilateral, sin contar con el paciente y sin tener en cuenta su potencial competencia, si no para decidir por lo menos para participar. Pero en el contexto de enfermedad mental no es tanto la beneficencia, como la no maleficencia, ya que podemos perjudicar al paciente si no respondemos ante su situación de vulnerabilidad y no tomamos medidas de protección. Por lo tanto, se puede contemplar que la defensa de la autonomía vaya acompañada de un cierto grado de paternalismo razonable (Puyol, 2012) que tenga como fin la promoción de la autonomía real de las personas más vulnerables. Ese tipo de paternalismo no solo no contradice el principio de autonomía, sino que resulta ser una de sus condiciones

Como profesionales preocupados por respetar la dignidad del paciente y lograr su bienestar, tendremos que favorecer la convivencia entre la autonomía y un cierto grado de paternalismo, una especie de *autonomía beneficentista,* ya que ambos planteamientos apuestan por la defensa de los intereses de los pacientes, generan conciencia de las limitaciones de la persona, de las necesidades y de las potencialidades, con el propósito de estimular éstas y favorecer el papel activo y protagonista de la persona en su biografía.

8. PRINCIPIO DE AUTONOMÍA, ¿VALOR ABSOLUTO EN SALUD MENTAL?

En salud mental, como en el resto de las especialidades médicas, prima la participación del paciente y el respeto por sus decisiones en salud, por lo que, en relación con los principios de bioética de Beauchamp y Childress, frente a la beneficencia primaría la autonomía, entendiendo que la gran mayoría tienen capacidad y competencia suficiente para tomar parte y ser responsables de sus elecciones.

El principio de autonomía debe servir para fomentar la autodeterminación, la libertad personal y el empoderamiento, pero también debe proteger a la persona que necesita ayuda y que está en situación de indefensión y de vulnerabilidad (uno de los principios y valores europeos junto con la dignidad, autonomía e integridad). Incorporado este matiz tan importante, tenemos la obligación moral y profesional de fomentar la autonomía de las personas y de facilitar la ayuda a quien la necesita, protegiéndole, y aquí ya hablamos de dignidad.

Ni el principio de autonomía ni el de libertad, por lo tanto, son absolutos, son *prima facie;* ya que, si no ayudamos a los vulnerables, estamos atentando contra su dignidad y estamos siendo maleficentes. Se busca el mayor beneficio para el paciente, pero, sobre todo, la evitación de daños. Aquí es donde tenemos que ser éticamente exigentes y responsables porque si no, seríamos maleficentes.

Además, la autonomía se va alcanzando a lo largo de la vida, en la medida que la persona hace un uso responsable de la libertad y desarrolla la capacidad para decidir libremente. En este sentido, la autonomía, pues, es un derecho que se va adquiriendo, no se logra con el hecho de nacer.

La dignidad sí se adquiere con la condición humana, es una condición inherente a la persona y debe ser respetada, aunque esté en situación de autonomía dudosa (persona como fin en sí mismo) porque se deriva del imperativo de protección de los más débiles y representa la garantía, para todos los individuos, del respeto por su humanidad, reflejado en la consideración de sus intereses, su bienestar, su integridad, su subjetividad y su vida. El valor dignidad de la persona es absoluto, porque se fundamenta en su ser no en su actuar.

Fomentar la autonomía del paciente es ayudarle a reconsiderar y reexplorar su historia biográfica, sentimientos y emociones, su espíritu. también ayudar al enfermo a que conozca sus limitaciones y sus posibilidades, para confrontar y resolver sus conflictos diarios. Favorecer que se armonicen sus deseos, ideales y valores, con los requerimientos para afrontar las demandas de la vida diaria.

Hablamos de empoderamiento, pero también de salud mental positiva y resiliencia, que permiten a las personas identificar limitaciones y dificultades, encararlos y averiguar soluciones alineadas con sus valores y creencias. Debemos prestar más atención a las competencias presentes que a las limitaciones que la enfermedad mental supone en las personas que las padecen, adquiriendo, además de la obligación moral de respeto por la autonomía, un compromiso positivo con su integridad personal y empoderarlos, es decir, respetar su autonomía y dignidad.

Referencias bibliográficas

Abel, F. (2001). *Bioética: orígenes, presente y futuro*. Barcelona: Instituto Borja de Bioética-Fundación Maphre Medicina.

Appelbaum, P.S., and Grisso, T. (1995). The *MacArthur* Treatment Competence Study, I: Mental illness and competence to consent to treatment. *Law Hum Behav*, 19,105-26.

Asociación Médica Mundial (AMM). (2015). *Declaración de la AMM sobre los problemas éticos de pacientes con enfermedades mentales* (Revisada por la 66.ª Asamblea General de la AMM). Recuperado, el 9 de junio de 2024, de https://www.wma.net/es/policies-post/declaracion-de-la-amm-sobre-los-problemas-eticos-de-pacientes-con-enfermedades-mentales/

Asociación Mundial de Psiquiatría. (1977). *Declaración de Hawai: Guías éticas para los psiquiatras de todo el mundo*. Recuperado, el 9 de junio de 2024, de https://www.bioeticadesasturias.com/wp-content/uploads/2019/04/declaracion_hawai.pdf

Beauchamp, T., & Childress, J. (2002). *Principios de ética biomédica* (2.ª ed.). Barcelona: Masson.

Bloch, S. (2001). *La ética en psiquiatría* (1.ª ed.). Madrid: Editorial Triacastela.

Cámara (de la) Sahuquillo, E. (2022). Ética y psiquiatría: una dualidad médicofilosófica. *Gaceta Internacional de Ciencias Forenses*, 43, 5-20.

Camps, V. (2011). La autonomía, el principio «por defecto». *Bioética y Debat*, 17, 11-14.

Comité de Bioética de Cataluña. (2017). El respeto a la voluntad de la persona con trastorno mental y/o adicción: documento de voluntades anticipadas y planificación de decisiones anticipadas. Recuperado, el 9 de junio de 2024, de https://bit.ly/3VvPALA

Consejo de Europa. (1997). *Convenio para la protección de los Derechos Humanos con respecto a las aplicaciones de la Biología y la Medicina: Convenio de Oviedo*. Recuperado, el 9 de junio de 2024, de https://archivos.juridicas.unam.mx/www/bjv/libros/5/2290/37.pdf

Constitución española. (1978). *Boletín Oficial del Estado* (núm. 311, 29 de diciembre de 1978).

Couceiro, A. (1999). *Bioética para clínicos* (1.ª ed.). Madrid: Editorial Triacastela.

Departamento de Salud, Educación y Bienestar de los Estados Unidos. (1978). *Informe Belmont: Principios éticos y pautas para la protección de los sujetos humanos de investigación*. Washington, D.C.: Comisión Nacional para la Protección de los Sujetos Humanos de la Investigación Biomédica y del Comportamiento.

Etxeberria, X. (2021). Dependencia, interdependencia, autonomía. *Revista Española de Discapacidad*, 9, 241-246.

Feito, L. (2007). Vulnerabilidad. *Anales del Sistema Sanitario de Navarra*, 30(3), 7-22.

García Zabaleta, O. (2017). *El concepto de autonomía en el DSM V: una propuesta interactiva, corporizada y particular para la clasificación y práctica psiquiátrica* (Tesis doctoral). Departamento de Filosofía de los Valores y Antropología Social, Universidad del País Vasco.

Gracia, D. (2008). *Fundamentos de bioética* (3.ª ed.). Madrid: Editorial Triacastela.

Grisso, T., & Appelbaum, P. (1998). *Assessing competence to consent to treatment: A guide for physicians and other health professionals*. New York: Oxford University Press.

Ley General de Sanidad. (1986). *Boletín Oficial del Estado* (núm. 102, 29 de abril de 1986).

Ley 41/2002, de 14 de noviembre, básica reguladora de la autonomía del paciente y de derechos y obligaciones en materia de información y documentación clínica. *Boletín Oficial del Estado* (núm. 274, 15 de noviembre de 2002). Recuperado, el 9 de junio de 2024, de https://www.boe.es/buscar/doc.php?id=BOE-A-2002-22188

Ley 8/2021, de 2 de junio, por la que se reforma la legislación civil y procesal para el apoyo a las personas con discapacidad en el ejercicio de su capacidad jurídica. *Boletín Oficial del Estado* (núm. 132, 3 de junio de 2021). Recuperado, el 9 de junio de 2024, de https://www.boe.es/buscar/doc.php?id=BOE-A-2021-9233

Marijuan Angulo, M., & Carneiro, P. (2023). Una nueva mirada sobre la autonomía y la enfermedad mental para el siglo XXI. *Revista Iberoamericana de Bioética*, 22. Recuperado, el 9 de junio de 2024, de https://revistas.comillas.edu/index.php/bioetica-revista-iberoamericana/article/view/20228

Martínez, M. C. (2002). *Ética psiquiátrica* (1.ª ed.). Madrid: Universidad Pontificia Comillas, Desclée de Brouwer.

Pifarré, J., & Esquerda, M. (2019). De la ética del paradigma en salud mental. ¿Quo vadis, salud mental? *Revista Bioética y Debat*, 25(86), 3-9.

Puyol, A. (2012). Hay bioética más allá de la autonomía. *Revista de Bioética y Derecho*, 25, 45-58.

Ramos Montes, J. (2013a). Introducción a la perspectiva ética: principios prima facie, vulnerabilidad y competencia. Hacia una práctica de la salud mental basada en hechos y valores. En Varios Autores, *Ética y modelos de atención a las personas con trastorno mental grave* (pp. 135-149). Madrid: Universidad Pontificia Comillas.

Ramos Montes, J. (2013b). La competencia mental, el tratamiento y la hospitalización involuntaria en psiquiatría: entre la ética y el derecho. En Varios Autores, *Modelos de atención a las personas con trastorno mental grave* (pp. 195-214). Madrid: Universidad Pontificia Comillas.

Ramos Montes, J. (2021). Paternalismo y autonomismo en la relación de ayuda: una reflexión desde la salud mental. *Folia Humanística: Revista de Salud, Ciencias Sociales y Humanidades, 4*(2), 1-21.

Real Academia Española. (2024a). Voz autonomía. En *Diccionario de la lengua española* (23.ª ed., versión 23.7 en línea). Recuperado, el 9 de junio de 2024, de https://dle.rae.es

Real Academia Española. (2024b). Voz voluntad. En *Diccionario de la lengua española* (23.ª ed., versión 23.7 en línea). Recuperado, el 9 de junio de 2024, de https://dle.rae.es

Real Academia Española. (2024c). Voz vulnerable. En *Diccionario de la lengua española* (23.ª ed., versión 23.7 en línea). Recuperado, el 9 de junio de 2024, de https://dle.rae.es

Rendtorff, J. D., & Kemp, P. (2000). *Basic Ethical Principles in European Bioethics and Biolaw* (Vols. 1-2). Copenhagen and Barcelona: Centre for Ethics and Law & Institut Borja de Bioetica.

Seoane, J. A. (2010). Las autonomías del paciente. *Dilemata*, 2, 61-75.

Simón-Lorda, P. (2006). Diez mitos en torno al consentimiento informado. *Anales del Sistema Sanitario de Navarra*, 29, 29-40.

Simón-Lorda, P. (2008). La capacidad de los pacientes para tomar decisiones: una tarea todavía pendiente. *Revista de la Asociación Española de Neuropsiquiatría*, 102, 325-348.

Torralba, F. (1998). *Antropología del cuidar*. Barcelona: Instituto Borja de Bioética-Fundación Maphre Medicina.

AUTONOMÍA DE VOLUNTAD Y SALUD MENTAL: EL CONSENTIMIENTO INFORMADO

Federico de Montalvo Jääskeläinen
Universidad Pontificia Comillas[1]

1. INTRODUCCIÓN[2]

El régimen de la capacidad de obrar de las personas con discapacidad se ha visto sujeto, recientemente, a un cambio sustancial de paradigma. Así, si bien tradicionalmente la protección de tales personas se obtenía mediante

---

[1] El autor fue Presidente del Comité de Bioética de España de 2018 a 2022 y anteriormente, 2015-2018 su Vicepresidente, y en su condición de miembro del Comité participó como co-ponente en varios de los informes que, en dichos periodos de tiempo, publicó el máximo órgano consultivo de los poderes públicos en materia de bioética. Por ello, se recogen en este trabajo varias referencias a dichos informes, sobre todo, en los apartados cuya redacción inicial correspondió al autor de este trabajo.

[2] El tema, que fue objeto el Seminario de la Cátedra de Bioética del que surge este libro y que se celebró en la sede de Alberto Aguilera de la Universidad Pontificia Comillas, fue el de los principales problemas éticos y algunos legales –como fue el caso de mi participación como ponente– que presenta la salud mental. Y este trabajo se limita a analizar el actual régimen de autorización o rechazo del tratamiento médico en relación con las personas con discapacidad. Ello, sin embargo, no debe interpretarse como que el autor asuma que todas las personas con una enfermedad mental tengan limitada o, más aún, carezcan de capacidad de obrar. En todo caso, tampoco deja de ser cierto que los problemas que plantea el consentimiento informado en el ámbito de la falta de capacidad de obrar, cobran especial relevancia cuando se trata de enfermedades mentales, las cuales, en ocasiones, suponen una limitación temporal o, también, definitiva de la capacidad de obrar del sujeto. En definitiva, no se parte del presupuesto de que la enfermedad mental suponga, *per se*, una limitación de la capacidad de obrar, sino de que el debate acerca de la capacidad de obrar en el ámbito de la decisión

su exclusión de la toma de decisiones, atribuyéndose ésta a sus representantes y familiares, ahora el modelo se basa en el reconocimiento de una capacidad plena, en términos idénticos o, al menos, muy similares a la que ostentan las personas con capacidad.

El cambio es similar al ocurrido unas décadas antes con los menores de edad, optándose también por un modelo en el que la protección del menor se lograba otorgándole la capacidad de decidir y no excluyéndole de la decisión.

En todo caso, aun siendo el proceso seguido en ambos similar, no creemos que deba pasarse por alto un matiz importante que ni la Bioética ni el Derecho puede obviar, como es el de la permanencia o no de la situación en la que se encuentra el sujeto. La minoría de edad y las limitaciones de la capacidad que ella conlleva constituye un hecho habitualmente temporal y no permanente. Se trata de una fase del desarrollo del individuo que culmina con la adquisición de plena capacidad de obrar. Por el contrario, la discapacidad se caracteriza habitualmente por el adjetivo de ser permanente, aunque ello admite también matices y excepciones. El fundamento del reconocimiento de derechos y libertades al menor y, por tanto, de su capacidad de tomar decisiones, se fundamenta en la necesidad de que madure progresivamente, es decir, que aprenda de las consecuencias de las decisiones adoptadas, de los aciertos y errores, pudiéndose incorporar ya en la mayoría de edad como un sujeto con capacidad no sólo formal sino material para decidir y actuar de acuerdo con sus decisiones. El menor que es excluido de la toma de decisiones difícilmente podrá considerarse preparado para el tránsito que va de la minoría a la mayoría de edad. Así pues, junto al reconocimiento de la dignidad del menor de edad, como fundamento de la atribución de la titularidad y capacidad jurídica de ejercicio de los derechos y libertades, encontramos también un argumento más pragmático, vinculado al aprendizaje progresivo.

Todo ello, aparece expresamente reconocido en la Ley Orgánica 1/1996, de 15 de enero, de protección jurídica del menor, modificada por la Ley Orgánica 8/2015 y la Ley 26/2015, cuando en su Preámbulo señala que «las transformaciones sociales y culturales operadas en nuestra sociedad han provocado un cambio en el status social del niño y como consecuencia de ello se ha dado un nuevo enfoque a la construcción del edificio de los derechos humanos de la infancia», suponiendo este nuevo enfoque «el reconocimiento pleno de la titularidad de derechos en los menores de edad y de una capacidad progresiva para ejercerlos», lo que «introduce la dimensión

---

sobre los tratamientos médicos de las personas con discapacidad tiene especial relevancia en el ámbito de aquélla.

del desarrollo evolutivo en el ejercicio directo de sus derechos». Y concluye el mismo Preámbulo, señalando que

> El conocimiento científico actual nos permite concluir que no existe una diferencia tajante entre las necesidades de protección y las necesidades relacionadas con la autonomía del sujeto, sino que la mejor forma de garantizar social y jurídicamente la protección a la infancia es promover su autonomía como sujetos. De esta manera podrán ir construyendo progresivamente una percepción de control acerca de su situación personal y de su proyección de futuro. Este es el punto crítico de todos los sistemas de protección a la infancia en la actualidad. Y, por lo tanto, es el reto para todos los ordenamientos jurídicos y los dispositivos de promoción y protección de las personas menores de edad. Esta es la concepción del sujeto sobre la que descansa la presente Ley: las necesidades de los menores como eje de sus derechos y de su protección.

De manera distinta, el fundamento del reconocimiento de la capacidad de obrar de las personas con discapacidad no responde sustancialmente a dicha idea de aprendizaje progresivo, ya que en muchas ocasiones no existe dicha progresión, siendo la situación estable. El fundamento es, por tanto, la dignidad, como se encarga de reiterar la citada Convención.

El cambio en lo que a las personas con discapacidad se refiere ha venido provocado sustancialmente por la Convención de Derechos de las Personas con Discapacidad de 2006, la denominada Convención de Nueva York, aprobada en el marco de Naciones Unidos y, en virtud de la cual, los Estados firmantes modificaron sus ordenamientos jurídicos con el objetivo de remover todos aquellos límites u obstáculos que impidieran que las personas con discapacidad pudieran adoptar por ellas mismas las principales decisiones.

La aprobación de la Convención supone un hito en la promoción de los derechos y libertades de las personas con discapacidad, pasando a considerárseles como ciudadanos de pleno derecho, sin perjuicio de las medidas de apoyo que puedan requerir en situaciones concretas. Y así, se reafirma la universalidad, indivisibilidad, interdependencia e interrelación de todos los derechos humanos y libertades fundamentales, así como la necesidad de garantizar que las personas con discapacidad los ejerzan plenamente y sin discriminación. Entre tales derechos, se promueve especialmente la libertad y la autonomía de voluntad, de manera que las personas con discapacidad puedan adoptar las decisiones que estimen oportunas en relación con las cuestiones que puedan atañerles en el libre desarrollo de su personalidad, garantizándose su participación plena y efectiva en la sociedad, en igualdad de condiciones con las demás. A este respecto, la Convención reconoce la importancia que, para las personas con discapacidad, reviste su autonomía e independencia individual, incluida la libertad de tomar sus propias decisiones, y considera que las personas con discapacidad deben tener la oportunidad de participar activamente en los procesos de adopción de decisiones sobre políticas y programas, incluidos los que les afectan directamente (Comité de Bioética de España, 2018).

La Convención supone, por tanto, como ya hemos anticipado al inicio, un cambio sustancial de paradigma, instituyendo un modelo de protección fundamentado en la promoción de la autonomía. Se pasa de la exclusión a la inclusión, como principio nuclear del nuevo estatuto jurídico de dichas personas. Serán considerados ahora sujetos titulares de derechos y no meros objetos de tratamiento y protección social.

Y España, como muchos otros Estados, ha ido incorporando a través de diferentes normas tal cambio de origen convencional. Así, entre otras, se han aprobado las siguientes leyes: Ley 26/2011, de 1 de agosto, de adaptación normativa a la Convención; Real Decreto Legislativo 1/2013, de 29 de noviembre, por el que se aprueba el Texto Refundido de la Ley General de derechos de las personas con discapacidad y de su inclusión social.

Este cambio de paradigma tiene consecuencias también en el ámbito de la salud, y, en especial, en lo que se refiere al ejercicio del derecho a autorizar o rechazar el tratamiento médico, cuya garantía es del consentimiento informado.

Sin embargo, los cambios adoptados en la norma principal que regula tal derecho, la Ley 41/2002, de 14 de noviembre, básica reguladora de la autonomía del paciente y de derechos y obligaciones en materia de información y documentación clínica y, en concreto, su artículo 9.3 en el que se establecen las condiciones y límites del denominado consentimiento por representación, han sido mínimos y no derivan principalmente de la adaptación de la norma a la anterior Convención, sino de la mejora en la regulación del consentimiento informado de los menores de edad.

Si comparamos el tenor de la norma, según lo aprobado como versión inicial en 2002, con lo dispuesto actualmente podemos ver que en aquel momento el artículo 9.3 disponía, literalmente, que «se otorgará el consentimiento por representación […] a) Cuando el paciente no sea capaz de tomar decisiones, a criterio del médico responsable de la asistencia, o su estado físico o psíquico no le permita hacerse cargo de su situación. Si el paciente carece de representante legal, el consentimiento lo prestarán las personas vinculadas a él por razones familiares o de hecho», o «b) Cuando el paciente esté incapacitado legalmente», añadiendo al apartado 5, a continuación, que «la prestación del consentimiento por representación será adecuada a las circunstancias y proporcionada a las necesidades que haya que atender, siempre en favor del paciente y con respeto a su dignidad personal. El paciente participará en la medida de lo posible en la toma de decisiones a lo largo del proceso sanitario».

En su redacción actual, el precepto establece que «se otorgará el consentimiento por representación [...] a) Cuando el paciente no sea capaz de tomar decisiones, a criterio del médico responsable de la asistencia, o su estado físico o psíquico no le permita hacerse cargo de su situación. Si el paciente carece de representante legal, el consentimiento lo prestarán las personas vinculadas a él por razones familiares o de hecho», o «b) Cuando el paciente tenga la capacidad modificada judicialmente y así conste en la sentencia».

Y el apartado 5 queda ahora renumerado como 6 y su tenor dispone que

En los casos en los que el consentimiento haya de otorgarlo el representante legal o las personas vinculadas por razones familiares o de hecho en cualquiera de los supuestos descritos en los apartados 3 a 5 [se refiere al régimen del consentimiento por representación no solo de la persona con discapacidad, sino también, al menor de edad], la decisión deberá adoptarse atendiendo siempre al mayor beneficio para la vida o salud del paciente. Aquellas decisiones que sean contrarias a dichos intereses deberán ponerse en conocimiento de la autoridad judicial, directamente o a través del Ministerio Fiscal, para que adopte la resolución correspondiente, salvo que, por razones de urgencia, no fuera posible recabar la autorización judicial, en cuyo caso los profesionales sanitarios adoptarán las medidas necesarias en salvaguarda de la vida o salud del paciente, amparados por las causas de justificación de cumplimiento de un deber y de estado de necesidad.

Y se añade un apartado 7 con el siguiente texto:

La prestación del consentimiento por representación será adecuada a las circunstancias y proporcionada a las necesidades que haya que atender, siempre en favor del paciente y con respeto a su dignidad personal. El paciente participará en la medida de lo posible en la toma de decisiones a lo largo del proceso sanitario. Si el paciente es una persona con discapacidad, se le ofrecerán las medidas de apoyo pertinentes, incluida la información en formatos adecuados, siguiendo las reglas marcadas por el principio del diseño para todos, de manera que resulten accesibles y comprensibles a las personas con discapacidad, para favorecer que pueda prestar por sí su consentimiento.

Como puede verse, el citado artículo 9, en su regulación del consentimiento por representación de la persona con discapacidad, parte del paradigma de la protección frente al de la autonomía, sin perjuicio de que promueve la mayor participación posible de la persona con discapacidad en el proceso del consentimiento informado. Un paradigma distinto, basado en la autonomía, se hubiera pronunciado de manera contraria, partiendo de que no cabe el consentimiento por representación de la persona con discapacidad, salvo que conste una limitación de la capacidad de obrar por sentencia judicial. Cierto es que se habla ahora, expresamente, de favorecer que la persona con discapacidad preste por sí misma el consentimiento, pero ello no es más que una mera aspiración, un principio jurídico que informa el modelo, y no una regla que lo establezca de manera taxativa.

Podría afirmarse que el citado artículo 9 no es, en principio, plenamente congruente con lo previsto en el artículo 255 del Código Civil, el cual parte del carácter subsidiario de los apoyos representativos, de la institucionalización de la guarda de hecho como apoyo suficiente y permanente a la capacidad de obrar de la persona, y de la preferencia por las medidas de apoyo voluntarias, no solo de aquellas que la persona constituya en previsión de una futura necesidad: «Solo en defecto o por insuficiencia de estas medidas de naturaleza voluntaria, y a falta de guarda de hecho que suponga apoyo suficiente, podrá la autoridad judicial adoptar otras supletorias o complementarias» (*in fine*).

A la vista del actual tenor del artículo 9 de la Ley de autonomía del paciente, algunos autores han planteado que la regulación de la capacidad de obrar de las personas con discapacidad en el ámbito de la toma de decisiones sanitarias no se ajusta a lo que exige la Convención de Nueva York y que, por tanto, debería llevarse a cabo una reforma del precitado artículo 9.3. En especial, podemos destacar la postura que, al respecto sostiene la profesora González Carrasco (2021), para quien la Ley 8/2021 no ha modificado la Ley de autonomía del paciente, y su artículo 9 sigue haciendo referencia a un paciente que «no es capaz», y refiriéndose a las situaciones de incapacitación, así como a la representación legal «del incapaz» en contraste con la preferencia del nuevo sistema de apoyos por los no representativos. Por ello, la autora propone que, generalizando la regla establecida en la legislación especial dirigida a determinadas intervenciones en el ámbito de la salud, la futura modificación de la Ley de autonomía del paciente debería incorporar la necesidad de contar con el consentimiento de la persona requerida de apoyo junto con el de su representante, en función de su grado de autodeterminación, fomentando ésta a través de una información adecuada a sus posibilidades de comprensión.

Para la profesora González Carrasco, el texto adecuado al nuevo modelo de capacidad de obrar de las personas con discapacidad sería el siguiente:

> Se otorgará el consentimiento por persona distinta del paciente: a) Cuando tras un esfuerzo considerable, no sea posible en modo alguno determinar la voluntad, deseos y preferencias del paciente respecto de la actuación sanitaria, a criterio del médico responsable de la asistencia, o su estado físico o psíquico no le permita hacerse cargo de su situación. Si el paciente carece de apoyos formales, el consentimiento lo prestarán las personas que ejerzan su guarda o estén vinculadas a él por razones familiares o de hecho. b) Cuando el paciente requiera de apoyo representativo concretado en el ejercicio de su capacidad decisoria en el ámbito de su salud y así conste en el título por el que aquél se constituya o acuerde (González, 2021).

Sin embargo, en el presente trabajo vamos a sostener que la actual redacción del mencionado artículo 9.3 creemos que no contradice la Convención de Nueva York y que, además, el modelo de capacidad de obrar de las personas con discapacidad que se contiene en el precitado artículo 9 supone una solución legal que atiende adecuadamente los intereses de las personas con discapacidad, huyendo de fórmulas que pudieran ser demasiado dilemáticas, olvidando que no todas las personas con discapacidad deben quedar sujetas a idéntico régimen legal, ya que la discapacidad presenta notables diferencias de unas personas a otras.

Por otro lado, es importante recordar también que en el ámbito de la discapacidad se han producido recientemente dos hechos jurídicos muy relevantes, ambos con trascendencia constitucional.

El primero es la reforma del artículo 49 de la Constitución en los que la mención a «los disminuidos físicos, sensoriales y psíquicos a los que se prestará atención especializada y serán amparados en sus derechos» se ha sustituido por la siguiente: «las personas con discapacidad ejercen los derechos en condiciones de libertad e igualdad real y efectiva», añadiendo, a continuación, que «los poderes públicos impulsarán su plena autonomía».

Se trataría, pues, de una adaptación, no ya de nuestras leyes, sino de nuestra ley fundamental a la Convención de Nueva York.

El segundo es la reciente Sentencia del Tribunal Constitucional 38/2023, relativa a la negativa del representante legal de una persona con discapacidad (alzhéimer) ingresada en una residencia de la tercera edad asistida a su vacunación frente a la Covid-19. En la citada resolución el Tribunal resuelve que interpreta el régimen del consentimiento informado por representación contenido en el artículo 9.3 de la Ley 41/2002, como no podía ser de otro modo, en consonancia con el nuevo paradigma incorporado en la Convención de Nueva York, pero también atiende, en el caso concreto objeto de controversia, al principio del mejor interés de la persona con discapacidad. Para el Tribunal Constitucional la discapacidad no puede, en general, confundirse con una situación de ausencia de autonomía personal y, por ello, con la imposibilidad a priori del ejercicio efectivo del derecho a la integridad corporal o física, derecho del que es garantía, recordemos, el consentimiento informado. Sin embargo, el Alto Tribunal señala, a continuación, que «En particular, el art. 9.6 de la Ley 41/2002 dispone, como ya se ha señalado, que «la decisión deberá adoptarse *atendiendo siempre al mayor beneficio para la vida o salud del paciente*», mientras que el apartado 7 del mismo artículo prescribe, a su vez, que "[l]a prestación del consentimiento por representación será *adecuada a las circunstancias y proporcionada a las necesidades* que haya que atender, siempre en favor del paciente y con respeto a su dignidad personal" (cursiva añadida)» y que

Este régimen jurídico tiene dos consecuencias capitales sobre la ponderación exigible a la aplicación del art. 9.6 de la Ley 41/2002: (i) de un lado, como ya se ha anticipado, la decisión que se adopte ha de responder al fin estricto de proteger a la persona con discapacidad, sin que puedan perseguirse intereses distintos, de terceros o públicos, siendo igualmente irrelevante el particular ideario de la persona que debe prestar su apoyo; (ii) de otra parte, la ponderación de los beneficios y perjuicios ha de adecuarse a dicho fin; en particular, tanto la decisión adoptada por la persona que presta apoyo como la resolución judicial que revisa dicha decisión han de estar basadas en argumentos que permitan considerar que el criterio adoptado es proporcionado a las necesidades de la persona con discapacidad, de acuerdo con las circunstancias concurrentes.

Así pues, el Tribunal incorpora el principio del mayor beneficio o interés del paciente.

2. ¿SON TODAS LAS PERSONAS CON DISCAPACIDAD IGUALES?

Si bien el fin que persigue la Convención de Nueva York es plausible, si lo analizamos desde la teoría de los derechos y libertades, ya que permite extender éstos a un grupo de individuos que tradicionalmente no habían gozado plenamente de ellos, también conlleva ciertos peligros. Especialmente, el riesgo radica en que, bajo el paradigma de la protección de las personas con discapacidad a través del principio de autonomía, puedan producirse abusos o situaciones en las que terceros puedan tomar ventaja de dicho contexto de vulnerabilidad por una menor o, incluso, una ausencia de protección. El principio de protección frente a la vulnerabilidad, como gran principio informador de los dilemas bioéticos, aparece proclamado en el artículo 8 de la Declaración Universal sobre Bioética y Derechos Humanos de 2005. Dicho precepto consagra el principio del respeto de la vulnerabilidad humana y la integridad personal como un valor bioético de interés universal para los Estados Miembros de la UNESCO. El objetivo específico del artículo 8 es abordar las vulnerabilidades especiales que se producen y, entre otras, como consecuencia de la discapacidad personal, en los contextos de la asistencia sanitaria, la investigación y la aplicación de tecnologías emergentes en las ciencias biomédicas.

La idea de vulnerabilidad, sólo recientemente, ha comenzado a formar parte de los discursos bioéticos, y ello, pese a que ya aparecía implícitamente mencionada en el Informe Belmont de 1979, en el que se señala que no todo ser humano es capaz de autodeterminación, y que el poder de autodeterminación madura a la largo de la vida del individuo, y algunos de estos pierden este poder completamente, o en parte, a causa de enfermedad, de disminución mental, o de circunstancias que restringen severamente su libertad. El respeto por los que no han llegado a la madurez y por los incapacitados puede requerir que se les proteja hasta su madurez o mientras dure la incapacidad.

Pese a ser, formalmente, un concepto reciente, la vulnerabilidad ha estado de una u otra manera presente en la Bioética desde sus inicios, sobre todo, si atendemos a cuál es su objetivo, el ser humano y, más concretamente, el ser humano enfermo, donde esa condición de vulnerabilidad es aún más evidente.

Es cierto que la vulnerabilidad no aparece mencionada en la Convención, a diferencia, por ejemplo, de lo que ocurre con la regulación de los menores de edad, donde sí se cita dicho principio. En la Convención se destaca la «la necesidad de promover y proteger los derechos humanos de todas las personas con discapacidad, incluidas aquellas que necesitan un apoyo más intenso». No se incluye mención alguna al principio de protección frente a la vulnerabilidad que tanta trascendencia tiene en relación con los sujetos a los que nos estamos refiriendo.

Dicho lo anterior, entendemos que la Convención sí tiene presente la condición de vulnerabilidad de las personas con discapacidad, aunque no utilice expresamente ese término. De ahí que hable –por ejemplo, en el trascendental art. 12– *de salvaguardias adecuadas y efectivas para impedir los abusos.* Lo que la Convención propugna es que las personas con discapacidad tengan capacidad jurídica y autonomía personal, pero con los apoyos necesarios para impedir abusos derivados de su vulnerabilidad. Entre esos apoyos puede estar perfectamente, por ejemplo, la garantía del consentimiento o del asentimiento del prestador de apoyos para la realización de actos jurídicos. Se trata, de acuerdo con la Convención y superando el insuficiente modelo médico de la discapacidad, de asumir también una perspectiva social y de derechos y capacidades, configurando la discapacidad como un complejo conjunto de condiciones, muchas de las cuales están originadas o agravadas por el propio entorno social. Ante esto, es incompatible con la Convención la adopción de medidas que eliminen la autonomía personal, como la sustitución en la toma de decisiones.

La vulnerabilidad no sólo se predica de determinadas condiciones o contextos en los que se encuentre el ser humano, sino que, en su primer sentido y más general, es una característica esencial de la naturaleza humana. Pese a ello, sí es cierto que la vulnerabilidad, aun siendo predicable de todos los seres humanos, incide especialmente en determinados individuos.

La condición humana implica vulnerabilidad. Todo ser humano está expuesto al riesgo permanente de sufrir *heridas* a su integridad física y mental. La vulnerabilidad es una dimensión ineludible de la vida de los individuos y la configuración de las relaciones humanas. Tomar en cuenta la vulnerabilidad humana significa reconocer que todos podemos carecer en algún momento de la capacidad o los medios para protegernos a nosotros mismos, a nuestra salud y a nuestro bienestar. Todos nos enfrentamos a la posibilidad de enfermedades, discapacidad y riesgos ambientales. Al mismo tiempo, vivimos con la posibilidad de que el daño, incluso la muerte, pueda ser causado por otros seres humanos.

Por ello, se distingue habitualmente entre dos modalidades de vulnerabilidad, la denominada esencial o antropológica, la cual expresa la finitud y la fragilidad de todo ser humano, y la vulnerabilidad específica o social que hace referencia a algunos individuos que son más susceptibles de sufrirla.

La primera tiene que ver con la posibilidad de sufrir, con la enfermedad, con el dolor, con la fragilidad, con la limitación, con la finitud y con la muerte. Es la posibilidad de nuestra extinción, biológica o biográfica, lo que nos amenaza y, por tanto, lo que nos hace frágiles. La muerte, la enfermedad y el sufrimiento son las manifestaciones de nuestra radical finitud, de nuestro escaso poder, del valor de ese breve suspiro que es la vida. La muerte propia y la ajena nos hacen conscientes de la pérdida, de la amenaza constante. Y la muerte, el final, el dolor y la pérdida de posibilidades están ínsitas en el ser humano como radical y constitutivo elemento de su vida, pues están siempre presentes (Feito, 2007).

La segunda, muestra dos dimensiones, la externa, como exposición a determinados riesgos, y la interna, como imposibilidad o dificultad de enfrentarse a ellos. El sujeto es vulnerable en la medida en que no solo se ve expuesto a determinados riesgos, sino que, en atención a su condición, contexto o circunstancias, no dispone de medios para enfrentarse a ellos sin sufrir un daño. La vulnerabilidad supone exposición al riesgo y falta de capacidad para superarlo o para evitar los daños que aquellos conllevan. El matiz en esta clase de vulnerabilidad social es que el riesgo de exposición y de capacidad para superarlo no es el propio de la condición humana, sino que se muestra especialmente relevante con relación a un individuo o grupo de individuos.

El riesgo de enfermar es predicable de todos los seres humanos, pero, en aquellos que disponen de menos recursos económicos, las posibilidades de superar dicho riesgo con éxito son muy inferiores. Lo mismo sucede frente a otros riesgos como pueden ser aquellos en los que la solidaridad exige un especial sacrificio de determinados valores esenciales, como la integridad física o moral, tal y como ocurre en el ámbito de la donación de órganos humanos o de la participación como sujeto en la investigación, por destacar dos de los más relevantes desde una perspectiva bioética. En estos dos ámbitos concretos, la exposición al riesgo puede presumirse de cualquier sujeto, sea discapacitado o no, pero los recursos para superar un daño no realmente consentido pueden ser muy inferiores en estos últimos. La vulnerabilidad social da cuenta, por tanto, de la desventaja que frente a un riesgo general o específico presenta un individuo o grupo de individuos por sus características o circunstancias.

Por ello, considerar la vulnerabilidad como un rasgo constitutivo de lo humano, no significa obviar la mayor vulnerabilidad que tienen determinados grupos sociales, que les sitúa en un contexto de mayor fragilidad e indefensión.

Como apunta el Comité Internacional de Bioética (IBC) de la UNESCO en su Informe sobre el principio de protección de la vulnerabilidad de 2013, el artículo 8 no exige que protejamos la vulnerabilidad como tal, sino a individuos, familias y grupos vulnerables en el contexto en el que viven. Si bien algunos grupos de personas siempre se pueden considerar vulnerables debido a su estado, otros pueden ser vulnerables en una situación, pero no en otra. Por lo tanto, la vulnerabilidad no puede considerarse como un concepto único. El principio de respeto enunciado en el artículo 8 implica el compromiso de identificar las amenazas al bienestar y los medios apropiados para fomentar que los principios establecidos en el artículo 3 sean respetados: la dignidad humana, los derechos humanos y las libertades fundamentales. Por lo tanto, los intentos de definir vulnerabilidad en general conllevan el arriesgo de dibujar el concepto de manera demasiado amplia o demasiado estrecha, desencadenando disputas en lugar de resolverlas. En la mayoría de los casos, sin embargo, es relativamente fácil reconocer la vulnerabilidad cuando surge.

Entre los grupos en los que se puede apreciar la vulnerabilidad, destacan dos categorías fundamentales que son relevantes para estas responsabilidades y obligaciones especiales:

1. discapacidades, enfermedades y limitaciones especiales (temporales o permanentes) impuestas por las etapas de la vida humana;
2. determinantes sociales, políticos y ambientales: por ejemplo, cultura, economía, relaciones de poder, desastres naturales.

Y, por ello, aquellas decisiones que suponen un importante sacrificio para el individuo o, principalmente, una afectación de su integridad física y que son retribuidas, no son libres sino adoptadas en un contexto de vulnerabilidad, de manera que eliminado el contexto el sujeto no adoptaría la misma decisión. Por ello, tales decisiones que afectan a esferas muy directamente vinculadas con la dignidad humana se someten a la exigencia de gratuidad, como garantía de la libertad. Si no hay contraprestación es más fácil pensar que el sujeto actúa libremente, altruistamente. La exigencia de gratuidad en el sacrificio sería, pues, una garantía de protección de la vulnerabilidad, siendo la donación de órganos entre vivos un ejemplo paradigmático de ello.

Así, pues, desde una perspectiva bioética, puede afirmarse que algunas personas necesitan protección extensiva, hasta tal punto, que es necesario excluirles del ejercicio de actividades que pueden serles perjudiciales; otras personas necesitan protección en menor grado, no más allá de asegurarse de que pueden ejercer actividades con libertad y de que pueden darse cuenta de sus posibles consecuencias adversas. El grado de protección que se les ofrece debería depender del riesgo que corren de sufrir daño y de la probabilidad de obtener un beneficio. El juicio con el que se decide si un individuo carece de autonomía, debería ser reevaluado periódicamente y variará según la diversidad de las situaciones.

Cierto es, volviendo al ejemplo de los menores de edad, que éstos no presentan una plena identidad, pudiendo tener desarrolladas diferentes capacidades dependiendo de su edad y, también, dentro del mismo grupo etario en función de su madurez real. Sin embargo, el propio ordenamiento jurídico es consciente de ello, y así regula la capacidad de obrar de los niños y adolescentes de manera distinta según su edad y, además, completando el denominado criterio objetivo de carácter estrictamente etario, con un criterio subjetivo que atiende a la madurez real del menor de edad.

Y este modelo, con su necesaria adaptación, debe quedar incorporado también al régimen de capacidad de obrar de las personas con discapacidad, partiendo, por tanto, de la premisa de que no todas dichas personas gozan de la misma capacidad o están exentas de una vulnerabilidad específica. Ello es, creemos, lo que hace el tenor actual del artículo 9 de la Ley de autonomía del paciente.

Parece, pues, que lo correcto es optar por una solución de equilibrio entre los riesgos que supone dotar de plena autonomía a la persona que se encuentra en una situación de discapacidad y que, al amparo de la misma, se muestra como vulnerable, y evitar que bajo dicho principio se mantenga una posición injustificada de exclusión social. Y este equilibrio creemos que debe ser el que ha de guiar en la implementación de la Convención, evitando que una extensión irracional de la autonomía permita exponer a aquellos que precisan de una protección frente a decisiones o en contextos concretos, muy habituales, por cierto, en el campo en el que precisamente opera la bioética. Habrá que rechazar tanto una posición extremadamente proteccionista que menoscabe sin justificación los derechos y libertades de la persona con discapacidad, como una postura excesivamente maximalista de la autonomía que acabe por abandonar, bajo la falsa excusa del libre desarrollo de la personalidad, a quien carece de los recursos necesarios para salvar la materialización involuntaria del riesgo en daño. En este último caso, habrá que adoptar las medidas pertinentes para proporcionarles el apoyo que puedan necesitar en el ejercicio de su capacidad jurídica. Como vamos a exponer de inmediato, entendemos que ese es el espíritu que alienta en la Convención y desde el que los Estados deben reformar las leyes que afectan a las personas con discapacidad, en los casos en que sea necesario.

Y es que un paradigma maximalista de la capacidad de obrar de las personas con discapacidad acaba por obviar la diversidad que caracteriza a las personas con discapacidad, creándose fácilmente estereotipos en los que se incluirían a todos ellos, sin hacer distinción entre los que conforman el grupo que se presume vulnerable. Como la Convención reconoce, al hablar de discapacidad hay que evitar el riesgo de incluir a todas las personas en una misma categoría («la diversidad de las personas con discapacidad»). La discapacidad muestra diferencias notables que han de ser atendidas a la hora de conformar el reconocimiento del ejercicio pleno o menos pleno de los derechos y libertades. En todo caso, el abuso del estereotipo puede operar en un doble sentido, tanto excluyendo o limitando la capacidad de obrar de todos los sujetos con discapacidad como otorgándosela plenamente a todos, cuando existan diferencias que exijan un trato diferenciado. Es tan erróneo considerar como sujetos de gran vulnerabilidad a todas las personas con discapacidad y, por tanto, limitar su autonomía, como, por el contrario, negarles a todos ellos el rasgo de vulnerabilidad, no otorgando a alguno de ellos la necesaria protección.

En definitiva, desde una perspectiva bioética, entendemos que la implementación de la Convención debe evitar tanto incurrir en maximalismos que provoquen una extensión irracional e injustificada de la autonomía que exponga al riesgo a algunas personas con discapacidad, buscando, por tanto, el equilibrio entre la plena autonomía y la vulnerabilidad, como crear estereotipos que oculten el hecho de que la discapacidad es muy diversa y que el pleno reconocimiento de autonomía no puede operar del mismo modo para todos ellos.

No se trata, por tanto, de excluir a las personas con discapacidad de la toma de las decisiones de las cuestiones principales que les afectan, entre las que se adoptan en el ámbito sanitario tienen un valor cualificado por los intereses en juego (vida, integridad, intimidad, etc), ni tampoco de incluirlos plenamente, olvidando que tan peligroso es un estereotipo de exclusión como uno de inclusión plena sin matices.

3. ¿ADOPTAN LA CONVENCIÓN DE NUEVA YORK Y NUESTRO ORDENAMIENTO LEGAL UN PARADIGMA DE PLENA INCLUSIÓN?

Como ya hemos expuesto antes, la Convención de Nueva York supone un cambio de paradigma en el ámbito de la capacidad de obrar de las personas con discapacidad. Y tal cambio se extiende también al régimen legal de la toma de decisiones en el ámbito de la salud, es decir, al denominado consentimiento por representación. Así, el artículo 25 d) de la Convención habla del consentimiento libre e informado.

Por otro lado, la Convención no menciona el principio del mejor interés de las personas con discapacidad, de manera que éste pudiera operar en determinados supuestos como un límite o, al menos, como un matiz al principio de autonomía. En ello, la Convención de Nueva York se separa del Convenio de derechos del niño.

Sin embargo, el artículo 12.4 de aquélla sí hace mención a las necesarias salvaguardas contra los abusos que pueden sufrir las personas con discapacidad en el proceso de toma decisiones, es decir, de ejercicio de los derechos de los que son titulares. Y ello, solo cabe interpretarlo como una expresión de la posible vulnerabilidad en la que se encontrarían algunos de ellos si operara plenamente, en su caso concreto, la plena autonomía.

Y tal principio del mejor interés que viene a matizar en determinados supuestos la plena capacidad de una persona con discapacidad ha sido reconocido por nuestro Tribunal Constitucional en la ya citada reciente Sentencia de 2023.

Por otro lado, debemos recordar que la Disposición Derogatoria Única de la Ley 2021 no deroga lo que disponen las leyes sanitarias, ya que el artículo 287 del Código Civil establece que «a salvo de lo dispuesto legalmente en materia de internamiento, consentimiento informado en el ámbito de la salud». Y ello, solo cabe interpretarlo en clave de que la capacidad de obrar en el ámbito sanitario queda sujeta, por lo que a las personas con discapacidad se refiere, a una regulación especial. Para González Carrasco, la norma se limita a aclarar que la normativa reguladora del consentimiento informado es una legislación especial sujeta a reglas propias, sin resolver el problema de la inseguridad jurídica de los profesionales sanitarios ante los profundos cambios exigidos por el nuevo paradigma de apoyos a la capacidad de las personas con discapacidad. Sin embargo, nosotros creemos que tal inseguridad jurídica no existe, por cuanto que la regulación sujeta la toma de decisiones a un marco singular, por los propios valores e intereses en conflicto y por la irreversibilidad de las consecuencias de la decisión que se adopta en el ámbito sanitario.

Y, a estos efectos, resulta de interés citar la Sentencia la STS (1.ª) de 8 de septiembre de 2021 (resolución 589/2021). El supuesto de hecho resuelto por la citada resolución judicial viene referido a una persona que

> padece un trastorno de la personalidad, un trastorno de conducta que le lleva a recoger y acumular basura de forma obsesiva, al tiempo que abandona su cuidado personal de higiene y alimentación. El juzgado se hace eco de los informes del médico forense y los servicios sociales, que destacan, para hacerse cargo de

la situación, la nula conciencia que Damaso tiene del trastorno que padece y de sus consecuencias, en concreto, no se percata de las graves carencias de higiene y alimentación que tiene, así como del olor nauseabundo que desprende él y la casa, que se percibe en el descansillo del piso y en la entrada del inmueble. Esta situación ha acabado por provocarle una situación de aislamiento social, incluso de sus vecinos y otrora amigos, que además padecen las consecuencias. Al margen del trastorno de conducta, no se aprecian sustancialmente afectadas sus facultades cognitivas.

Y añade, a continuación, la Sentencia que

es objetivo que el trastorno que padece Damaso está degenerando en una degradación personal, sin que sea consciente de ello. Incide directamente en el ejercicio de su propia capacidad jurídica, también en sus relaciones sociales y vecinales, y pone en evidencia la necesidad que tiene de las medidas de apoyo asistenciales acordadas. Precisa de la ayuda de otras personas que aseguren la satisfacción de las necesidades mínimas de higiene personal y salubridad en el hogar, sin dejar de contar, en la medida de lo posible, con su voluntad, deseos y preferencias. Es lógico que mientras perdure la falta de conciencia de su situación y rechace la asistencia de los servicios sociales, será necesario suplir en esto su voluntad.

Para el Tribunal, el debate radica en si «en un caso como el presente en que la oposición del interesado a la adopción de las medidas de apoyo es clara y terminante, cabe cuestionarse si pueden acordarse en estas condiciones. Esto es, si en algún caso es posible, proveer un apoyo judicial en contra de la voluntad manifestada del interesado».

Y si bien, el Tribunal parte de la premisa de que «el art. 268 CC lo que prescribe es que en la provisión de apoyos judiciales hay que atender en todo caso a la voluntad, deseos y preferencias del afectado» y que «el empleo del verbo "atender", seguido de "en todo caso", subraya que el juzgado no puede dejar de recabar y tener en cuenta (siempre y en la medida que sea posible) la voluntad de la persona con discapacidad destinataria de los apoyos, así como sus deseos y preferencias», ello «no determina que haya que seguir siempre el dictado de la voluntad, deseos y preferencias manifestados por el afectado. El texto legal emplea un término polisémico que comprende, en lo que ahora interesa, un doble significado, el de "tener en cuenta o en consideración algo" y no solo el de "satisfacer un deseo, ruego o mandato"».

Para el Tribunal,

Si bien, ordinariamente, atender al querer y parecer del interesado supone dar cumplimiento a él, en algún caso, como ocurre en el que es objeto de recurso, puede que no sea así, si existe una causa que lo justifique. El tribunal es consciente de que no cabe precisar de antemano en qué casos estará justificado, pues hay que atender a las singularidades de cada caso. Y el presente, objeto

93

de recurso, es muy significativo, pues la voluntad contraria del interesado, como ocurre con frecuencia en algunos trastornos psíquicos y mentales, es consecuencia del propio trastorno que lleva asociado la falta de conciencia de enfermedad. En casos como el presente, en que existe una clara necesidad asistencial cuya ausencia está provocando un grave deterioro personal, una degradación que le impide el ejercicio de sus derechos y las necesarias relaciones con las personas de su entorno, principalmente sus vecinos, está justificada la adopción de las medidas asistenciales (proporcionadas a las necesidades y respetando la máxima autonomía de la persona), aun en contra de la voluntad del interesado, porque se entiende que el trastorno que provoca la situación de necesidad impide que esa persona tenga una conciencia clara de su situación. El trastorno no sólo le provoca esa situación clara y objetivamente degradante, como persona, sino que además le impide advertir su carácter patológico y la necesidad de ayuda.

Porque, nuevamente en palabras del Tribunal Supremo, «no intervenir en estos casos, bajo la excusa del respeto a la voluntad manifestada en contra de la persona afectada, sería una crueldad social, abandonar a su desgracia a quien por efecto directo de un trastorno (mental) no es consciente del proceso de degradación personal que sufre. En el fondo, la provisión del apoyo en estos casos encierra un juicio o valoración de que, si esta persona no estuviera afectada por este trastorno patológico, estaría de acuerdo en evitar o paliar esa degradación personal».

Como señala Moreno Flórez, en comentario a esta Sentencia del Tribunal Supremo, hay que tomar en consideración que, aunque la Ley 8/2021 no establezca distinciones, no es lo mismo una persona con discapacidad física que tiene plenas facultades volitivas, que una persona con discapacidad intelectual cuyas facultades cognitivas pueden encontrarse mermadas, por no decir que, en algunos casos, y dada la etiología de su enfermedad, puede carecer de ellas. Se trata de personas que tienen una discapacidad intelectual, originaria o sobrevenida, o discapacidad psicosocial; tal discapacidad tiene especial incidencia en el proceso de toma de decisión en sus distintas fases (Moreno, 2021)[3].

Y es que en ámbitos como el de la salud y la toma de decisiones sobre los tratamientos médicos, cobra especial sentido atender a las circunstancias de cada caso, lo que hace harto difícil establecer un régimen general en la norma, pese a lo plausible del cambio de paradigma que promueve la Convención. Y ello es, precisamente, lo que ocurre con la regulación actual de la capacidad de obrar que se contiene en el precitado artículo 9 de la Ley autonomía del paciente, el cual busca un equilibrio entre un modelo de plena inclusión y otro de plena exclusión en garantía del cuidado y respeto que merecen las personas con discapacidad en un ámbito tan complejo y,

_____

[3] Vid., también, Guilarte, 2021.

habitualmente, irreversible, como es el de la toma de decisión en relación con el tratamiento médico.

4. EL PRINCIPIO DEL MEJOR BENEFICIO O INTERÉS PARA LA PERSONA CON DISCAPACIDAD COMO SOLUCIÓN DE EQUILIBRIO ENTRE PARADIGMAS EXTREMOS

La incorporación, pues, del concepto jurídico del mejor interés o beneficio para la persona con discapacidad que contiene el artículo 9 de la Ley de autonomía del paciente y que parece validar en la práctica procesal el Tribunal Supremo, constituye un acierto, no debiendo preocuparnos su concreción en cada caso, ya que se trata de un principio que viene operando en nuestro sistema jurídico con normalidad en relación con otro de los sujetos a los que hemos hecho antes referencia, los menores de edad.

Así es, cuando hablamos del mejor interés del paciente, habitualmente, nos estamos refiriendo con dicha expresión a la exigencia de respetar su autonomía de voluntad por encima de cualquier pretensión de imponerle a través del tratamiento una decisión, por muy beneficiente que esta pueda resultar. Sin embargo, en el caso de las personas con discapacidad y cuando no disponen de plena capacidad de obrar, puede entenderse que el interés superior no es respetar lo que en cada momento manifiestan que es su interés personal, sino adoptar la decisión que suponga una mejor protección de su derecho a la vida y a la integridad.

Y tal principio opera especialmente cuando el ejercicio del principio de autonomía por parte de la persona con discapacidad supone que pueda sufrir un daño irreparable y que dicho daño vaya a afectar a valores sustanciales como son la vida o la integridad. Cuando, por el contrario, la decisión no suponga un daño irreparable, o los riesgos asumidos por la decisión acerca del tratamiento médico sean de escasa entidad o no pongan en peligro la vida o su integridad, sí operará plenamente el principio de autonomía, de manera que habrá que actuar con pleno respeto de su voluntad.

El principio del interés superior no es, por tanto, un derecho, sino una garantía sustantiva y procedimental que obliga a que el correspondiente agente interprete los derechos en el sentido más favorable para la autonomía de la persona con discapacidad, es decir, para el propio ejercicio de los derechos como sujeto al que se le reconoce su titularidad. Sin embargo, dicho criterio interpretativo no puede operar cuando nos encontremos en un contexto en el que deba recurrirse al principio de beneficencia. Cuando el paciente no tenga suficiente capacidad de obrar, será el principio de beneficencia el que operará en lugar de una autonomía que no existe, más aún, cuando la decisión tenga consecuencias irreparables para su vida o integridad.

Por otro lado, no debe olvidarse que el principio del interés superior no constituye ni creemos que pretenda hacerlo una regla objetiva que permita resolver todos los casos conflictivos de la misma manera, sino un mero sistema de argumentación que les exige a los operadores jurídicos atender a diferentes elementos que, necesariamente, van a concurrir en todos los casos. Como señala Bridgeman, el principio del interés superior ofrece un enfoque que exige a atender a todos los factores que concurren en el supuesto (Bridgeman, 2010). Y es precisamente la flexibilidad lo que otorga mayor operatividad al principio, pudiendo aplicarse a situaciones muy diferentes. La imprecisión es el precio de la flexibilidad (Khazova, 2016).

Y es que el debate que nos ocupa entronca con aquella visión de la relación médico-paciente que promueve superar un modelo extremadamente autonomista, sin incurrir de nuevo en un paternalismo injustificado.

El rechazo al paternalismo debe ser prudente, porque hay situaciones en que no sólo estaría justificado, sino que sería inmoral apelar al valor de la autonomía cuando estamos en presencia de cierto tipo de sujetos. Cuando la autonomía se lleva al extremo e intenta convertirse en un principio absoluto y sin excepciones, conduce a aberraciones no menores que las del paternalismo (Torralba, 2006), y entre dichos sujetos estarían aquellos cuya capacidad psíquica está limitada. El uso del paternalismo constituye una cuestión seria que hay que valorar y, en este sentido, prevenir que se extienda en el ámbito de la relación médico-paciente. Sin embargo, aceptar el rechazo al tratamiento de quien la tiene limitada por una utilización excesivamente amplia del principio de autonomía constituye también una cuestión seria y preocupante (Manson, 2007).

De este modo parece que el principio que ha de presidir la relación médico-paciente no es el principio de autonomía, sino el principio de beneficencia o de mejor interés del paciente. Tanto la autonomía como el paternalismo son reemplazados por la obligación de actuar *beneficientemente*. El único principio moral absoluto de la medicina es el de actuar en el mejor interés del paciente. Los mejores intereses de los pacientes están íntimamente ligados a sus preferencias, de las cuales derivan los intereses primarios hacia ellos (Pellegrino, 1988). Además, el principio de beneficencia no debe ser confundido con el paternalismo, ya que no se trata de conceptos sinónimos. En el paternalismo, el médico presume que conoce mejor que el paciente cuál es su mejor interés. Por el contrario, en el principio de beneficencia, la construcción de lo mejor para el paciente se efectúa a partir de lo que se considera médicamente bueno para el paciente, de lo que el propio paciente considera bueno para sí mismo y de lo que se considera bueno para los humanos como miembros de una comunidad (Pellegrino, 1996).

No hay que invalidar el modelo fundamentado en la autonomía, pero sí modificar el modelo existente. Tan perjudicial es un modelo asentado en el autoritarismo del médico, como un modelo que extreme el papel de la autonomía, reduciendo todo el proceso asistencial a una mera elección entre alternativas (Burt, 2005).

Se acepta que el paciente debe participar en la toma de decisiones médicas y poder decidir de acuerdo con sus propios valores y prioridades, que pueden no coincidir con las del médico. Pero también se pretende armonizar este derecho del enfermo con el compromiso que tiene el médico de buscar siempre el mayor beneficio para su paciente y, ante todo, de no perjudicarle.

La forma justa de superar la relación paternalista no debería de partir sólo del supuesto de que siempre tenemos intereses opuestos, enfrentados o irreconciliables, sino de que muchos intereses se comparten. La aceptación de unos intereses comunes da lugar a una relación de interdependencia, basada en la confianza. La relación de confianza no anula la autonomía de la persona, pero no la entiende como una autonomía individualista, basada en la independencia, sino basada en la interdependencia (Camps, 2005). El autonomismo presume que el individuo plenamente autónomo no necesita confiar en los demás, de modo que el paciente o usuario considera superflua la confianza –salvo la confianza en sí mismo o (auto)suficiencia–. Entre otras razones porque la confianza implica relación, y porque confiar significa depender de otro: es decir, reconocer la incapacidad del paciente o usuario para decidir individualmente, bien por falta de conocimiento bien por falta de capacidad o de poder. Reconocer, en suma, su dependencia (Seoane, 2004). Pero dicha visión de la relación médico-paciente que ofrece el principio de autonomía supone, en definitiva, el fin de la relación, ya que olvida que los valores que se encuentran en juego no son los de mero usuario o consumidor.

El proceso de información no debe ser entendido como un acto de transmisión de conocimiento, sino como un proceso de acercamiento a la verdad desde la situación psicológica concreta de un sujeto. La adecuada información de la que habla la Ley de autonomía del paciente puede constituir un elemento de adaptación del proceso de información.

En todo caso, la dificultad está en determinar dónde se sitúa ese equilibrio entre autonomismo y paternalismo. Hasta donde el médico debe actuar en su propósito de aportar el mayor beneficio al paciente. Para Cave, por ejemplo, la actitud paternalista en un sentido justificado no puede ir más allá del proceso informativo: «[…] paternalism will only be justified for so long as it takes to apprise the agent of the defects in his decision. Once this has been done and the new information conveyed, or the invalid inference pointed out, and the agent still wishes to implement his decision, then the justification for paternalism ceases» (Cave, 2011). Sin embargo, entendemos que, si bien ello puede ser perfectamente aplicable al paciente mayor y capaz, en relación con el cual el proceso informativo debe ir más allá de lo que constituye una información meramente objetiva y tratar de hacer ver a aquél cuáles son las ventajas y oportunidades que ofrece el autorizar el tratamiento, pero sin imposición alguna, cuando se trata de una persona con la capacidad volitiva limitada no parece que el paternalismo justificado pueda quedarse en el proceso informativo.

REFERENCIAS BIBLIOGRÁFICAS

Bridgeman, J. (2010). Editorial: Critically ill children and best interests. *Clinical Ethics, 5*(4), 184.

Burt, R. A. (2005). The end of autonomy. En B. Jennings, G. E. Kaebnick, & T. H. Murray (Eds.), *Improving end of life care. Why has it been so difficult?* (p. 10). New York:The Hastings Center.

Camps, V. (2005). La voluntad de vivir (2.ª ed.). Barcelona: Ariel.

Cave, E. (2011). Maximisation of minors' capacity. Child and Family Law Quarterly, *23*(4), 435.

Comité de Bioética de España. (2018). Informe del Comité de Bioética de España sobre la necesidad de adaptar la legislación española a la Convención de Derechos de las Personas con Discapacidad. Recuperado, el 8 de junio de 2024, de, https://www.sindromedown.net/wp-content/uploads/2018/01/2018-informe-final-cdpd-Comit%C3%A9-Bio%C3%A9tica.pdf

Feito, L. (2007). Vulnerabilidad. *Anales del Sistema Sanitario de Navarra*, 30(3), 9.

González Carrasco, M. C. (2021). La prestación del consentimiento informado en materia de salud en el nuevo sistema de apoyos al ejercicio de la capacidad. *Derecho Privado y Constitución*, 39, 213-247.

Guilarte Martín-Calero, C. (2021). Comentario al artículo 249. En C. Guilarte Martín-Calero (Dir.), *Comentarios a la Ley 8/2021 por la que se reforma la legislación civil y procesal en materia de discapacidad* (p. 517). Cizur Menor: Thomson Reuters Aranzadi.

Khazova, O. (2016). Interpreting and applying the best interests of the child: the main challenges. En VVAA, *The best interests of the child – A dialogue between theory and practice* (p. 27). Estrasburgo: Consejo de Europa.

Manson, N. C., & O'Neill, O. (2007). *Rethinking informed consent in bioethics*. Cambridge: Cambridge University Press.

Moreno Flórez, R. M. (2021). Comentario de la Sentencia del Tribunal Supremo de 8 de septiembre de 2021 (589/2021). Curatela asistencial para una persona con discapacidad psíquica. Recuperado el 8 de junio de 2024, de https://www.boe.es/biblioteca_juridica/comentarios_sentencias_unificacion_doctrina_civil_y_mercantil/abrir_pdf.php?id=COM-D-2021-8

Pellegrino, E. D. (1996). The four principles and the doctor-patient relationship: the need for a better linkage. En R. Gillon (Ed.), *Principles of health care ethics* (p. 357). Hoboken: John Wiley & Sons.

Pellegrino, E. D., & Thomasma, D. C. (1988). For the patient's good. The restoration of beneficence in health care. Oxford: Oxford University Press.

Seoane, J. A. (2004). El significado de la Ley básica de autonomía del paciente (Ley 41/2002, de 14 de noviembre) en el sistema jurídico-sanitario español. Una propuesta de interpretación. *Revista Derecho y Salud, 12*(1), 43.

Torralba i Roselló, F. (2006). *Ética del cuidar: fundamentos, contextos y problemas*. Barcelona: Institut Borja de Biòetica-Fundación Mapfre Medicina.

VALORES ÉTICOS Y MODELOS DE SERVICIOS DE SALUD MENTAL

Josep Ramos Montes
San Juan de Dios

Siguiendo a Adela Cortina, los valores son cualidades de las cosas, las personas y las sociedades que vamos descubriendo creativamente en ellas, a través de un largo proceso de degustación en el que nos percatamos de que nos permiten acondicionar el mundo haciéndolo más humano (Cortina et al., 1998).

De entre todos los tipos de valores (estéticos, utilitarios, intelectuales o religiosos) algunos son valores éticos, que se caracterizan porque son elegidos autónomamente desde la libertad, son universalizables y, con su apropiación –como decimos– nos hacemos verdaderamente humanos.

Algunos de estos valores se han considerado referentes fundamentales para la relación, en general, entre las ciencias y las humanidades y, en particular, para el enfoque de las prácticas de las ciencias de la salud y de las relaciones de ayuda entre las personas, el campo que, desde principios de los años 70 del pasado siglo, hemos dado en llamar Bioética.

1. AUTONOMÍA Y JUSTICIA, VALORES CENTRALES DE LA BIOÉTICA

El valor de la autonomía sigue siendo hoy el eje central de la Bioética, al menos en nuestro entorno y en el ámbito de la salud. En la tradición filosófica europea, y como escribió la citada Adela Cortina (2004) en *El País* hace ya un tiempo, «el virus de la autonomía, que Kant introdujo filosóficamente en nuestra cultura, es ya inextirpable». Para Kant, la dignidad del ser humano consiste justamente en su capacidad intrínseca para autogobernarse, para escribir su propia biografía, construida a través de elecciones morales como resultado de su capacidad de razonar desde la libertad.

El respeto a la autonomía del otro (del paciente, en el caso del ámbito sanitario), que nace del reconocimiento de su dignidad y de su libertad, genera, para sus cuidadores, los deberes de beneficencia, no maleficencia y justicia. Pero los humanos no prosperamos solos. No existe el individuo aislado con una libertad infinita. En realidad, vivimos en un mundo compartido, una red de relaciones de la que la persona no puede substraerse. Estamos atados los unos a los otros y a la totalidad, y a la vez en tensión, enfrascados en la construcción del propio yo solitario y autónomo. El concepto de «autonomía relacional» (Marzano, 2009) quiere dar cuenta no sólo de nuestra necesidad de libertad, sino también de la condición de vulnerabilidad, atributos ambos inseparables de la propia naturaleza humana.

El principio de vulnerabilidad expresa que todo ser humano es, por el hecho de serlo, un ente vulnerable, expuesto a la herida, a la enfermedad, al fracaso y a la muerte (Rendtorff y Kemp, 2000). El hecho de que todos seamos vulnerables suscita inmediatamente la pregunta acerca de la propia responsabilidad. La respuesta solidaria a esta llamada es un rasgo de la especie humana (aunque no solo de la humana) de carácter universal, sea cual sea el sistema moral de referencia. En realidad, en esta respuesta responsable a la llamada del otro se funda la ética. Y la primera obligación para con los demás se llama justicia, según la cual, tenemos el deber de darnos unas personas a otras *lo que nos corresponde* (Cortina et al., 1998). La solidaridad es un valor que debe ser entendido como condición de la justicia y adquiere su auténtica dimensión ética, como imperativo moral, cuando nos damos cuenta de que todos tenemos una auténtica interdependencia estructural y que tal interdependencia afecta a toda la humanidad. La prosperidad social de una comunidad se construye sobre la certeza de que todas las personas que viven allí tendrán la oportunidad de desarrollar un proyecto de vida digno a partir de su contribución a la colectividad. Por eso una sociedad tiene que ser justa, porque lo que guía a las personas a buscar integrarse en una comunidad y a aceptar unas reglas y unas estructuras comunes, es el deseo de poder materializar una vida digna, lo que exige unas condiciones para esa vida en sociedad, entre ellas una cierta capacidad de acceso a los recursos y servicios mínimos indispensables para su desarrollo.

2. LA EVOLUCIÓN DEL CONCEPTO DE JUSTICIA

El concepto de justicia, como otros valores también fundamentales, ha ido cambiando junto con las transformaciones sociales de la humanidad. Desde la República de Platón hasta la Edad Media, la justicia aceptaba la desigualdad, porque era el ordenamiento *natural* del mundo: cuando caían enfermos, los esclavos eran atendidos por esclavos y sólo los ricos podían acceder a todos los tratamientos médicos disponibles. A partir del siglo XVII, se consolida la idea de que el orden social no está preestablecido por la naturaleza, sino que emana de los individuos. John Locke, considerado como el primer referente histórico del liberalismo, mantenía que todos los hombres eran básicamente iguales y libres, y por lo tanto sujetos de derechos a los que, al contrario de lo que sostenía Hobbes, no podían renunciar. La tarea del estado liberal era entonces proteger la vida, la propiedad y las libertades de los ciudadanos cuando estas eran amenazadas o agredidas. La justicia, desde el pensamiento liberal, se concibió como libertad contractual, es decir, basada en el contrato social que asegura y protege la libertad individual.

En la primera mitad del siglo XIX, el sistema de producción cambia radicalmente gracias a la revolución industrial. Huyendo del hambre, amplias capas de la población rural se trasladan a las ciudades, encontrándose con condiciones de vida quizás aún más extremas. Las luchas obreras por mejorar las condiciones de vida de la población se irán sucediendo en gran parte del mundo occidental a lo largo de la segunda mitad del siglo XIX y primera del XX. El individualismo liberal no había cumplido con las expectativas generadas por el cambio de época que se estaba viviendo. Ya no había suficiente con una dignidad individual *ontológica*, pero sin contenido: dignidad significaba también una *vida digna*. El nuevo estado debía superar aquella primera carta de derechos civiles para generar un nuevo sistema de derechos fundamentales que incluyera también los económicos, sociales y culturales que dieran sentido a la verdadera igualdad de todos los individuos. Esta segunda carta de derechos alcanza su culminación en la promulgación de la Declaración Universal de los Derechos Humanos por la Asamblea General de las Naciones Unidas en París el 10 de diciembre de 1948, cuyo primer artículo consagró la idea de justicia como igualdad, al proclamar que «todos los seres humanos nacen libres e iguales en dignidad y derechos y, dotados como están de razón y conciencia, deben comportarse fraternalmente los unos con los otros» (Naciones Unidas, 1948)[1].

---

[1] Tras las dos primeras "cartas de derechos" (la de las libertades y derechos políticos primero, y la de los derechos económicos, sociales y culturales que materializa la Declaración

A raíz de la crisis económica de los años 70 y de la consiguiente toma de conciencia de los límites de los recursos disponibles –y, en definitiva, del *welfare state*–, la polémica sobre qué significaba una sociedad justa alcanzó su culminación con la publicación en 1971 del famoso libro de John Rawls *Teoría de la justicia*. La sociedad justa de Rawls se definía como consecuencia de la reflexión de un grupo de individuos representativos *libres y racionales,* situados hipotéticamente en una *posición original* y bajo el *velo de la ignorancia* (no pueden saber qué les deparará la lotería de la vida). En esas condiciones, los principios sobre las que ese grupo basaría la justicia serían:

- Principio de la libertad: todos tienen los mismos derechos civiles y libertades individuales.
- Principio de la diferencia: los más desfavorecidos deben tener más recursos para compensar sus mayores dificultades.
- Principio de igualdad de oportunidades: todos deben poder acceder a desarrollar sus potencialidades independientemente de cómo le afecten las desigualdades sociales.

Desde esta perspectiva, *la justicia es vista como equidad* y, como consecuencia, la protección de la salud, en tanto que bien primario[2], debía ser uno de los derechos fundamentales que garantizaran la justicia social.

A inicios de los años 90 el deterioro del modelo de estado del bienestar comenzaba a ser cada vez más evidente en los países occidentales desarrollados. Axel Honneth, un filósofo y sociólogo alemán de la llamada tercera generación de la Escuela de Frankfurt y alumno de Jürgen Habermas, expuso su teoría crítica según la cual se estaba produciendo un corrimiento de las categorías de justicia como distribución equitativa –el concepto *rawlsiano* de justicia– hacia la exigencia de dignidad y respeto. A partir del surgimiento de nuevos movimientos sociales que presentaban nuevas demandas en torno al reconocimiento, Honneth pudo observar el valor político de la experiencia de la humillación y el menosprecio social o cultural. Honneth considera que *la lucha por el reconocimiento* y el respeto social de las personas y de los grupos más desfavorecidos es ahora el componente fundamental de nuestro concepto de justicia (Honneth, 2009). Para el autor, el reconocimiento del otro es la tensión moral dinamizadora de la vida social

---

Universal de NN.UU. después), hoy se habla también de los derechos de tercera generación: el derecho a un medio ambiente equilibrado, el derecho a la paz y el derecho al reconocimiento y el desarrollo de los pueblos, ampliando así la conciencia de la interdependencia de la humanidad, cada vez más decisiva para el presente y el futuro del planeta.

[2] Para Rawls, bienes primarios son todos los que un ciudadano necesita indefectiblemente para su desarrollo moral y material. Incluye aquí las libertades individuales básicas, la libertad de movimiento y de ocupación, la renta y la riqueza, así como las instituciones de base que toda sociedad bien ordenada necesita.

en los albores del siglo XXI. Siguiendo estos supuestos, Begoña Román (2013) opina que necesitamos un marco normativo universal que garantice la sostenibilidad y la justicia, que coexista y sea capaz de integrar la complejidad y el multiculturalismo, de acoger lo diverso y plural, lo particular y lo contingente. El cambio va a necesitar asumir tanto las necesidades vitales de los colectivos y las personas, que son deberes insoslayables, como las demandas sociales y las preferencias que ellas expresan.

3. LA CRISIS DEL ESTADO DE BIENESTAR Y EL SISTEMA SANITARIO: EL CASO DE SUECIA DE 1992

La conciencia de la crisis del estado de bienestar que había aparecido ya en los años 70 del pasado siglo, se hacía aún más evidente en Europa durante las sucesivas décadas y, con ella, se planteaba la inevitable pregunta acerca de cómo, en esas condiciones, debían ser distribuidos los recursos públicos por parte del Estado.

Tras la caída del muro de Berlín, la Suecia de 1992 alcanzó el pico de la crisis económica que iba arrastrando desde hacía tiempo, lo que significaba que había que abordar reformas estructurales profundas y, entre ellas, racionalizar –limitar, en realidad– su, por entonces, modélico estado de bienestar y con él, su sistema de salud. Las prioridades se organizaron entonces por niveles, de acuerdo a tres valores fundamentales, decididos siguiendo un amplio proceso participativo de la población, con su Parlamento al frente: en primer lugar, el principio de la dignidad humana, la obligación de otorgar los mismos derechos a todos, independientemente del lugar social que se ocupe; en segundo lugar, el principio de la solidaridad, la obligación de dirigir los recursos allí donde exista mayor necesidad, como por ejemplo, a los grupos vulnerables; y, en el tercer lugar jerárquico, el criterio del coste/efectividad, la obligación moral de buscar una relación razonable entre el coste de la asistencia y su efectividad (Swedish Parliamentary, 1995).

Los dos primeros criterios, como se ve, respondían a una fundamentación exclusivamente moral, el principio de justicia, y solo el tercero satisfacía el criterio de la eficiencia, que es la finalidad última de cualquier tipo de empresa, aunque, como ocurre con la atención sanitaria, no sea la rentabilidad económica su razón de ser (Ramos, 2018). Gracias a este orden jerárquico, los cuidados a los pacientes crónicos, la atención a las personas con trastornos mentales graves o a las personas con discapacidad o los cuidados paliativos pasaban a ser una prioridad de primer nivel. La lógica de los derechos sociales es que hay determinados bienes que deberían ser demasiado importantes como para dejárselos al mercado, en la medida en que éste los distribuirá de forma desigual y con exclusiones, degradando así la propia idea de derecho y conduciendo la satisfacción de estas necesidades a una lógica de beneficencia (Lema, 2014).

4. LA ATENCIÓN A LA SALUD MENTAL: UNA EMERGENCIA MUNDIAL

¿Cómo se traduce todo esto en el campo de la salud mental? La salud mental es un componente fundamental de la salud. La Organización Mundial de la Salud (OMS) la ha definido como «un estado de bienestar que se apoya en la conciencia de las propias capacidades, lo que incluye tolerar las tensiones normales de la vida, tener una ocupación productiva y fructífera, así como una relación solidaria con los demás y con la comunidad».

En la Región Europea de la OMS, el número de personas con problemas de salud mental (incluidas la depresión, los trastornos de ansiedad y las psicosis en adultos, así como los trastornos del desarrollo y del comportamiento en niños y adolescentes) ascendía a más de 125 millones en 2019, lo que equivale a 13 % de la población. Cuando estas y otras condiciones se ajustan según el nivel de discapacidad que causan, los problemas de salud mental representan el 15 % de todos los años vividos con discapacidad (World Health Organization, Regional Office for Europe, 2022). Además, se estima que en ese mismo año se perdieron 119.000 vidas en toda la Región por suicidio, una cifra que incluye a un número cada vez mayor de jóvenes (WHO, 2019). Ya desde principios de siglo, algunos estudios epidemiológicos calificaban a los trastornos mentales como «el mayor desafío de la Europa del siglo XXI» (Wittchen et al., 2011). En la Unión Europea, el coste que representan los problemas de salud mental supone un gasto anual del 4 % del PIB (un 4,2 en España), sumando costes directos e indirectos (Organización Económica para la Cooperación y el Desarrollo, 2018). Por eso, el desarrollo y la mejora de la salud mental de la población es un objetivo que importa, no solo a las ciencias de la salud y a la sociología, sino también a la economía y a la política, como lo demuestra el interés actual de muchos países por promover estrategias de promoción de la salud mental, de prevención y de mejora de la atención a las personas que sufren trastornos mentales o adicciones.

Las previsiones respecto a la frecuencia de dichos trastornos, según todos los estudios, son claramente pesimistas: los problemas de salud mental tienden a aumentar. De hecho, en términos epidemiológicos, las desigualdades socioeconómicas son la principal causa de las desigualdades en salud (Marmot y Wilkinson, 2003), más que las condiciones biológicas con las que se nace o los estilos de vida. Y la salud mental es especialmente sensible a nuestra relación con los cambios y con el entorno. Los factores de riesgo para una mala salud mental conocidos están relacionados con la pobreza, con bajos niveles de ingresos, una deficiente educación, altos niveles de deudas, paro, inseguridad laboral[3] y circunstancias individuales como mala nutrición prenatal, abuso en la infancia y tener progenitores con trastorno mental (WHO for Europe, 2011). Tal y como demostraron la recesión económica posterior a la crisis financiera de 2008 y la reciente pandemia del COVID-19, la salud mental también puede verse afectada por fuertes cambios económicos o por crisis masivas de salud pública y por las medidas adoptadas para contener los brotes pandémicos. Un fenómeno especialmente preocupante de este tipo de crisis es el incremento de las tasas de suicidio que, durante el período posterior a la recesión económica citada, impactó especialmente en la franja de hombres de más de 40 años en situación de desempleo crónico (Milner, 2013). Los estudios que se han realizado al respecto[4] demuestran que, más que el impacto psicológico que produce la experiencia vital de estar en el paro, los factores desencadenantes principales han sido la falta de cobertura salarial y de políticas activas de empleo.

Otro factor de fuerte incidencia en el incremento de los problemas de salud mental se relaciona con el carácter cíclico de la evolución económica, lo que hace que las crisis sean un fenómeno recurrente. La crisis económica tiene efectos sobre la salud mental y los efectos sobre la salud mental empeoran las crisis económicas. También las consecuencias del cambio climático pueden tener un grave impacto en la salud mental y están ya siendo visibles en todo el mundo. Los desastres o los fenómenos naturales extremos afectan a las infraestructuras comunitarias, a la provisión de alimentos, a la disponibilidad de servicios y generan inseguridad y conflictos entre los pueblos y los individuos, y además lo hacen en forma desigual, aumentando la inequidad en el conjunto del planeta (Clayton et al., 2017).

---

[3] Según la última Encuesta Europea de Salud en España (EESE) del año 2020 (Instituto Nacional de Estadística, 2020), la prevalencia de depresión era tres veces más frecuente entre quienes se encontraban en situación de desempleo (7,62 %) que entre los que tenían trabajo (2,47 %) y alcanzaba el 23,71 % entre las personas con incapacidad laboral.

[4] Sobre el impacto de las crisis económicas en la salud mental, pueden consultarse M. Gili (2012) También World Health Organization Regional Office for Europe (2011), así como Stuckler (2013).

5. El lugar de los valores en la definición de las políticas y el modelo de atención a la salud mental (la macrogestión)

La breve aproximación epidemiológica a la realidad de los trastornos mentales que hemos creído necesario describir, así como el análisis de las pesimistas expectativas esperables responden a una determinada concepción del proceso salud-enfermedad que parte de la salud pública. Todo modelo es, en definitiva, una representación de la realidad y, en el caso que nos ocupa, una realidad definida por la trascendencia de los determinantes sociales en la dinámica de dicho proceso. Es el modelo de la OMS, que establece que existen determinantes sociales estructurales (los contextos y la posición social de las personas y las comunidades), intermedios (las condiciones materiales concretas en que trascurre la trayectoria de vida de las personas y las comunidades), y los determinantes que constituyen los factores de riesgo individuales como la edad, la carga genética, los factores biológicos como el sexo y otros. Para la OMS, los sistemas de salud deben dejar de basarse en una organización orientada a solventar contingencias individuales para centrarse en la atención integral a personas autónomas con sus proyectos de vida y sus relaciones constantes con sus entornos, una relación determinada –como decimos– por factores socioeconómicos, culturales y ambientales, entre otros. Así, las políticas asistenciales de los gobiernos deben orientarse hacia el reconocimiento de esa persona integral y en plenitud de derechos, y hacia esos determinantes intermedios: la influencia de las condiciones de vida en las desigualdades en salud.

Por todo ello, al menos desde el Informe sobre la Salud en el mundo de la OMS (2000) y Helsinki 2005, y todas las siguientes declaraciones y programas de la OMS[5], las políticas sociales y sanitarias en el mundo occidental están situando la salud mental como una prioridad clave para el conjunto de la sociedad. Siguiendo en esta línea, la Región Europea de la OMS lanzó en 2021 el programa de trabajo *European Programme of Work, 2020-2025 United Action for Better Health*[6], que establece los objetivos de salud para los próximos años. Las prioridades en las políticas de salud mental vienen recogidas en el anexo *WHO European framework for action on mental health 2021-2025*[7], que plantea las estrategias de:

---

[5] Pueden consultarse el documento World Health Organization, Regional Office for Europe (2005) y (2013), y también los diferentes informes de la OMS sobre la salud en el mundo y en Europa. Todos ellos accesibles en la página WHO/Europa.

[6] World Health Organization, Regional Office for Europe (2021).

[7] World Health Organization Regional Office for Europe (2022).

- avanzar hacia la cobertura sanitaria universal: transformación de los servicios de salud mental;
- proteger mejor a las personas contra las emergencias sanitarias: integración de la salud mental en la preparación, respuesta y recuperación de crisis y emergencias; y
- garantizar una vida sana y el bienestar para todos en todas las edades: promoción y protección de la salud mental a lo largo de la vida.

El programa establece que las necesidades de las personas con problemas de salud mental van más allá de los límites de la atención médica y recuerda que los trastornos mentales pueden causar graves perturbaciones en casi todas las dimensiones de la vida de una persona, incluidos la educación, el empleo, la familia y los aspectos sociales, y en la mayoría de los casos generan estigma y discriminación para las personas y sus cuidadores. Insiste en la importancia de la formación de los profesionales sanitarios y sociales en salud mental y derechos humanos, siguiendo la propuesta de *QualityRights* de la OMS (2015), así como en organización y gestión de servicios. Se da una especial relevancia a la atención a grupos vulnerables como los niños, los adolescentes y las personas mayores y, entre otros aspectos, pide poner atención a los factores sociales que están en la base de las desigualdades en salud.

De igual modo, si tomamos la Estrategia de Salud Mental del Sistema Nacional de Salud español (Ministerio de Sanidad, 2022) vemos los siguientes principios en los que se basa:

1. La persona con problemas de salud mental como sujeto de derecho.
2. Enfoque de género.
3. Participación de la persona con problemas de salud mental y familiares.
4. Diálogo y escucha activa.
5. Recuperación personal.
6. Atención personalizada y segura.
7. Continuidad asistencial y de cuidados.
8. Las personas formando parte de una sociedad con derechos y obligaciones.

Lo mismo podríamos decir de los planes directores o las estrategias de diferentes comunidades autónomas del territorio del Estado, cuya base conceptual está explícitamente constituida por los valores que hemos ido enumerando a lo largo de este trabajo. Finalmente, es necesario citar la *Convención sobre los Derechos de las Personas con Discapacidad* de Naciones Unidas (2006), ratificada por España en abril de 2008 y que ya está produciendo, además de intensos debates acerca de su aplicación concreta en el ámbito asistencial, cambios legales decisivos que, sin duda, van a modificar, a la larga, el marco cultural y ético del conjunto de la sociedad frente a las personas que sufren trastornos mentales.

Es decir, como ocurrió en el caso de Suecia en 1992, no es concebible plantear políticas sanitarias sin tener en cuenta la base de referencia que responda a la pregunta sobre sus finalidades. Como decimos, la universalización de los servicios básicos constituye una parte fundamental de los bienes primarios, aquellos que todo ser humano necesita para hacer real su dignidad y poder proyectarse como persona en el mundo. Por eso, desde el punto de vista de los modelos de atención en salud mental, la primera aproximación, la macrogestión del sistema, debe contener claramente los valores de la equidad (los principios de la diferencia y de la igualdad de oportunidades para con los más vulnerables), la sostenibilidad (la responsabilidad respecto del futuro), el respeto a los derechos humanos y la lucha contra la discriminación y el estigma como base de una ética mínima (recordemos la lucha contra el menosprecio y la humillación de la que nos hablaba Honneth), y el enfoque de los servicios hacia la calidad y las intervenciones eficientes y basadas en evidencias.

6. La importancia de los valores en los niveles meso y micro de la gestión asistencial

Pero más allá de las políticas de salud, la organización sanitaria en un sistema público de salud es también una organización moral porque no puede concebirse sobre un fundamento distinto al de la justicia. La racionalidad económica se ha convertido en un pilar básico del edificio porque es injusto no optimizar los limitados recursos existentes. Por eso los servicios sanitarios, en tanto que organización empresarial, están obligados a un compromiso de eficiencia que sea compatible con el deber de protección de la salud de todos los ciudadanos. Además del papel fundamental de la Administración Pública, responsable final de que el sistema sanitario responda a los principios de la justicia social, la solidaridad y la calidad, el sistema está compuesto, en su parte operativa, de diversos agentes: las personas usuarias, los profesionales y la organización-empresa. Esta interacción está enormemente sobredeterminada por unas expectativas del público que tienden al infinito y unos recursos siempre limitados, un contexto en conflicto que necesita ser negociado y pactado con todos los afectados, en condiciones iguales de información y simetría.

Es en esta tensión, junto a las ya citadas nefastas expectativas epidemiológicas, en donde se sitúan hoy los distintos sistemas sanitarios del mundo occidental y, dentro de ellos, los servicios de salud mental. Y es en las formas concretas de cómo se resuelve este conflicto donde podremos analizar la coherencia final de los valores citados con respecto a la práctica real, es decir, hasta qué punto los valores de aceptación o nominales son valores reales o reguladores.

Los cuatro conocidísimos principios de referencia de la Bioética, aplicados al campo de la atención sanitaria constituyen el marco conceptual en el que se mueve la praxis sanitaria. Y en tanto que centro y protagonista fundamental, que da razón de ser y constituye la finalidad de la acción de salud, está la persona. Su reconocimiento implica el respeto de su voluntad y de su capacidad de decisión. El respeto, en definitiva, de su autonomía. Pero, porque somos ontológicamente seres vulnerables, nos necesitamos los unos a los otros. Ambos componentes, autonomía y vulnerabilidad, constituyen finalmente el núcleo de la acción sanitaria y de toda relación de ayuda, vehiculada a través del diálogo de la persona con los profesionales sanitarios. Para ese diálogo se requieren ciertas condiciones. Deben hablar el mismo lenguaje, partiendo del «reconocimiento del otro como interlocutor (que debe ser recíproco), con una disposición a escuchar, a ser sensible a los argumentos del otro y una inclinación a ser convencido porque compartimos un deseo de verdad, incompatible con el relativismo absoluto –tú tienes tu ética, yo tengo la mía– que, como dice Claude Lefort, desemboca en la imbecilidad» (Ramoneda, 2023).

Los principios de beneficencia y no maleficencia se concretan fundamentalmente en las funciones terapéuticas de la indicación y la contraindicación, así como en el balance riesgo-beneficio que debe presidir toda intervención. Procurar el bien para el paciente y evitar el daño, siendo conscientes de que, aunque quizás los profesionales no siempre lo sepamos todo, sí sabemos que casi siempre podemos dañar.

Frente a posiciones provenientes de una cierta antropología neoliberal que defienden una autonomía individualista acérrima donde el deseo del paciente debe ser tratado como un valor absoluto, hay que decir que la relación de ayuda no es una relación exclusivamente contractual. Desde la visión autonomista cruda, se puede llegar a defender una medicina *a la carta*, donde el deseo individual del paciente sea, sin más, una opción médica aceptable, pero la relación asistencial es una relación moral, basada en valores, donde las decisiones de elección deberían transcurrir idealmente entre las diferentes alternativas terapéuticas o de ayuda (síntesis entre el deber de beneficencia del profesional y el derecho del paciente a que se respete su autonomía, equilibrio entre la indicación terapéutica –la buena praxis– y la elección responsable del paciente), y siempre con el límite de no hacer daño (la contraindicación o el desamparo) y el deber de justicia (respetando el principio de la diferencia y no discriminación).

La ética aplicada tiene que enfrentarse con el debate permanente acerca del lugar que debe ocupar el respeto a la autonomía en algunas situaciones de la relación asistencial. Existen muchos factores, de los cuales no nos podemos ocupar aquí, que indican que la vida de las personas, igual que el entorno en el que se produce, tiende a una cada vez mayor complejidad, de manera que las posiciones morales defensoras de ampliar el campo de la libertad de las personas en ciertos ámbitos se encuentran con frecuencia con las que se refieren a la necesidad de fijar ciertos límites a la capacidad de decidir. En la actualidad, el sistema de atención a la salud mental es un foco significativo en relación con esta cuestión. En este ámbito tenemos algunos posicionamientos pretendidamente basados en la defensa de los derechos de los pacientes que, por ejemplo, consideran que deberían proscribirse las leyes que permiten la hospitalización psiquiátrica involuntaria (Comité sobre los Derechos de las Personas con Discapacidad, 2014), ya que –argumentan– la decisión de ingresar en un centro sanitario debería ser, siempre y en cualquier circunstancia, una exclusiva competencia del paciente. Sin embargo, entender la libertad individual como un absoluto únicamente limitada por el daño a terceros, sin tener en cuenta las dificultades funcionales de la persona para decidir en base a su propio interés, ni el reconocimiento de su derecho a la protección de la salud en situaciones de extrema vulnerabilidad, está muy cerca del abandono del paciente y tiende a trivializar un problema tan complicado como lo es, en este caso, el manejo clínico cuidadoso de las crisis psiquiátricas más graves.

7. A MODO DE SÍNTESIS

En cualquier caso, las tensiones acerca de cómo abordamos los problemas de salud mental de la población no han acabado. Estamos, como lo están las sociedades occidentales, en una encrucijada debida a un cambio de época. Caminamos hacia la complejidad en la economía, en las relaciones sociales y personales, en la cultura y, claro está, en los valores que las sustentan. Las desigualdades en salud aumentan y determinan la calidad y la esperanza de vida, de modo que las personas con un estatus social y económico más bajo viven menos y están más enfermos y esta condición implica también más limitaciones en su libertad. Una Bioética completamente volcada en el valor de la autonomía individual descontextualizada de la evolución social puede estar dejando de lado la importancia de la justicia social, y su contribución a la libertad y la autonomía de las personas, en la medida en que pretende una disminución de las desigualdades sociales y materiales en las que viven amplios estratos de la población. La ética clínica debería preocuparse por los temas de justicia social incluso si tiene en el punto de mira una mejor y mayor defensa de la autonomía de los enfermos (Puyol, 2012).

Por eso, las políticas dirigidas a mejorar la salud mental deberían basarse principalmente en un enfoque de salud pública dirigido a minimizar la importancia de los determinantes sociales en la aparición de los problemas de salud mental, a centrar los modelos organizativos en la atención de base comunitaria y a impulsar el respeto a los derechos de la persona afectada, incluido el de la protección de su salud, y a su centralidad en la toma de decisiones.

REFERENCIAS BIBLIOGRÁFICAS

Clayton, S., Manning, C. M., Krygsman, K. & Speiser, M. (2017). *Mental Health and Our Changing Climate: Impacts, Implications, and Guidance.* Arlington, VA.: American Psychological Association, and ecoAmerica.

Comité sobre los Derechos de las Personas con Discapacidad. (2014). *Observación General n.º 1. Sobre el artículo 12: igual reconocimiento como persona ante la ley (CRPD/C/11/4).* Recuperado, el 11 de junio de 2024, de https://documents.un.org/doc/undoc/gen/g14/031/23/pdf/g1403123.pdf?token=lUr3pnymEjzXEuM4vk&fe=true

Cortina, A et al. (1998). *Educar en la justicia.* València: Generalitat Valenciana, Conselleria de Cultura, Educación y Ciencia.

Cortina, A. (2004, 7 de febrero). Kant, I. La herencia de un filósofo. *El País.*

Gili, M., Roca, S., Basu, M., McKee, M., & Stuckler, D. (2012). The mental health risks of economic crisis in Spain: evidence from primary care centres, 2006 and 2010. *European Journal of Public Health, 23*(1), 103-108.

Honneth, A. (2009) *Reconeixement i respecte/Recognition and Disrespect.* Barcelona: Colección Breus, CCCB.

https://www.ecnp.eu/~/media/Files/ecnp/communication/reports/ECNP%20EBC%20Report.pdf

Lema Añón, C. (2014). La titularidad del derecho a la salud en España. ¿Hacia un cambio de modelo? *Revista de Bioética y Derecho*, 31, 3-16.

Marmot, M. y Wilkinson, R. (eds.) (2003). *Social determinants of health. The solid facts.* Copenhague: World Health Organization.

Marzano M. (2009). *Consiento, luego existo. Ética de la autonomía.* Barcelona: Proteus.

Milner, A. (2013). Long-term unemployment and suicide: a systematic reviee and meta-analysis. *Plos One, 8*(1),e51333.

Ministerio de Sanidad. (2022). *Estrategia de Salud Mental del Sistema Nacional de Salud.* Período 2022-2026, Madrid: Ministerio de Sanidad.

Naciones Unidas. (2006). Convención sobre los Derechos de las Personas con Discapacidad. Recuperado, el 11 de junio de 2024, de https://www.boe.es/buscar/doc.php?id=BOE-A-2008-6963

Naciones Unidas. (s.f.). Declaración Universal de Derechos Humanos. Recuperado, el 11 de junio de 2024, de https://www.un.org/es/about-us/universal-declaration-of-human-rights

Organización Mundial de la Salud. (2015). *QualityRights: instrumento de calidad y derechos de la OMS: evaluando y mejorando la calidad y los derechos humanos en los establecimientos de salud mental y de apoyo social.* Universidad de Chile, Facultad de Medicina, Escuela de Salud Pública Dr. Salvador Allende. Recuperado, el 11 de junio de 2024, de https://iris.who.int/handle/10665/150398

Organización para la Cooperación y el Desarrollo Económico (OECD/EU, 2018). *Health at a Glance: Europe 2018: State of Health in the EU Cycle*, OECD Publishing, Paris/EU, Brussels. https://doi.org/10.1787/health_glance_eur-2018-en

Puyol, A. (2012). Hay bioética más allá de la autonomía. *Revista de Bioética y Derecho*, 25, 45-58.

Ramoneda, J. (2023, 4 d'abril). *Meditació sobre el diàleg.* Diari Ara.

Ramos, J. (2018). *Ética y Salud Mental.* Barcelona (Colección éticas aplicada): Editorial Herder.

Ramos, J. (2021). Paternalismo y Autonomismo en la relación de ayuda: una reflexión desde la salud mental. *Rev Folia Humanistica*, 4(2): 1-21.

Rawls, J. (1978). *Teoría de la justicia.* México: FCE.

Rendtorff, J.D., Kemp P. (2000). *Report to the European Comission of the BIOMED II Project "Basic Ethical Priciples in Bioethics and Biolaw".* Barcelona: Ed. Centre for Ethics and Law and Institut Borja de Bioètica.

Román B., de Castro G. (eds.). (2013). *Cambio social y cooperación en el siglo XXI (vol. 2) El reto de la equidad dentro de los límites ecológicos.* Barcelona: Fundación Educo e Icaria Editorial.

Stuckler, D., Basu, S., Suhrcke, M., Coutts, A., & McKee, M. (2009). The public health effect of economic crises and alternative policy responses in Europe: an empirical analysis. *The Lancet*, 374(9686), 315-323.

Swedish Parliamentary Priorities Commission (1995). *Priorities in healthcare: ethics, economy, implementation,* Swedish Government Official Reports.

Wittchen, HU., Jacobi, F., Rehm, J. et al (2011). *The size and burden of mental disorders and other disorders of the brain in Europe 2010. EurNeuropsychopharma*, 21 (9): 655-679. Recuperado, el 11 de junio de 2024, de

World Health Organization (2019). *Global health estimates: life expectancy and leading causes of death and disability.* In: The Global Health Observatory [online database]. Geneva. Recuperado, el 11 de junio de 2024, de https://www.who.int/data/gho/data/themes/mortality-and-global-health-estimates

World Health Organization, Regional Office for Europe. (2009). *Mental Health Action Plan for Europe.* Recuperado, el 11 de junio de 2024, de http://www.euro.who.int/Document/MNH/edoc07.pdf

World Health Organization, Regional Office for Europe. (2015). *The European Mental Health Action Plan 2013-2020*. Recuperado, el 11 de junio de 2024, de https://www.euro.who.int/en/publications/abstracts/european-mental-health-action-plan-20132020

World Health Organization, Regional Office for Europe. (2021). *European Programme of Work 2020-2025*. Recuperado, el 11 de junio de 2024, de https://apps.who.int/iris/handle/10665/339209

World Health Organization, Regional Office for Europe. (2022). *WHO European framework for action on mental health 2021-2025*. Recuperado, el 11 de junio de 2024, de https://iris.who.int/bitstream/handle/10665/352549/9789289057813-eng.pdf

World Health Organization Regional Office for Europe. (2011). *Impact of economic crises on mental health*. Recuperado el 11 de junio de 2024, de https://iris.who.int/bitstream/handle/10665/370872/WHO-EURO-2011-4645-44408-62759-eng.pdf?sequence=1

BLOQUE III
PROBLEMAS ACTUALES DE BIOÉTICA
Y SALUD MENTAL

BIOÉTICA DE LA CONDUCTA SUICIDA EN EL ADOLESCENTE. CONSIDERACIONES ÉTICAS EN LA EVALUACIÓN Y MANEJO DE LA CONDUCTA SUICIDA EN ADOLESCENTES

José Carlos Espín Jaime
Hospital Universitario 12 de octubre de Madrid

1. INTRODUCCIÓN[1]

La conducta suicida es un fenómeno multifactorial y multidimensional, de gran relevancia y complejidad, y un gran desafío para los profesionales por el riesgo vital asociado y el impacto emocional provocado (Fonseca, Pérez-Albéniz y Al-Halabí, 2022). Además, sigue siendo un tema tabú y plagado de mitos y estigma.

Por otra parte, la bioética, como señala Martínez (2013b), resulta de gran actualidad y utilidad en la práctica clínica porque proporciona un marco ético de referencia, tanto para la realidad asistencial como para la investigación, sirve como instrumento para evaluar las decisiones clínicas desde el punto de vista ético y aporta conocimientos, habilidades y actitudes que mejoran la relación clínica y la calidad de la atención, valorando las preferencias del paciente (beneficencia), promoviendo su participación en la toma de decisiones (autonomía), proporcionando un trato justo, con acceso

---

[1] Esta publicación está basada en la presentación "Bioética de la conducta suicida en el adolescente. Consideraciones éticas en la evaluación y manejo de la conducta suicida en adolescentes" en el XXXVII Seminario Interdisciplinar de Bioética. Salud Mental hoy: desafíos para la Bioética, celebrado el 13 de marzo de 2024 en ICAI.

119

equitativo a los recursos sanitarios (justicia) y rechazando todo lo negativo o perjudicial para el paciente (no maleficencia). Los principios bioéticos permiten mejorar la atención a los pacientes añadiendo calidad y ayudan a manejar y a tomar mejores decisiones en contextos de alta complejidad e incertidumbre, como es el fenómeno de la conducta suicida en adolescentes (Martínez, 2013a). Sus contenidos se encuentran ya incluidos en los Programas de formación de los futuros especialistas en Psiquiatría Infantil y de la adolescencia.

Este trabajo incluye dos grandes apartados. En el primero se exponen las características del fenómeno de la conducta suicida en el adolescente, a partir de la evidencia científica disponible en la actualidad. Se revisan el marco conceptual, la epidemiología básica, la etiopatogenia, así como aspectos clave en la evaluación y el manejo del suicidio en adolescentes, y finalmente se señalan y se desmontan los mitos sobre este fenómeno. El segundo apartado trata los aspectos bioéticos implicados en la evaluación y manejo de la conducta suicida en los adolescentes. Se describe en primer lugar el contexto social, cultural y asistencial actual, para desarrollar a continuación los aspectos bioéticos implicados, y se resumen los puntos clave considerados. El trabajo finaliza con las conclusiones generales.

2. CONDUCTA SUICIDA EN LA ADOLESCENCIA

2.1. Marco conceptual

La Guía de Práctica Clínica de Prevención y Tratamiento de la Conducta Suicida del Sistema Nacional de Salud (Grupo de trabajo de la GPC de Prevención y Tratamiento de la conducta suicida, 2020), distingue:

- Ideación suicida.
- Comunicación suicida:
  - La amenaza suicida.
  - El plan suicida.
- Conducta suicida:
  - Autolesión/gesto suicida.
  - Conducta suicida no determinada.
  - Intento de suicidio.
  - Suicidio.

La conducta suicida, por tanto, es un continuum de gravedad, con una gran variabilidad, fluctuación y cambio, de etiología multifactorial. Incluye desde la ideación suicida ocasional, con ideas pasivas de muerte, pasando por la comunicación y el plan suicida, hasta llegar al acto suicida (Fonseca et al., 2022; Jans, Vloet, Taneli & Warnke, 2017). El nivel de riesgo para una persona es mayor cuanto más se aproxima al polo del suicidio. La evolución no siempre es lineal a lo largo de este continuo, sino que pueden existir cambios no lineales o discontinuos a lo largo del tiempo (Fonseca et al., 2022; Jans et al., 2017).

Por el contrario, la conducta suicida no se define como un trastorno mental, por lo que no aparece como una categoría diagnóstica en los sistemas de clasificación de los trastornos mentales más utilizados (CIE o DSM). La conducta suicida puede tener lugar en ausencia o lo que ocurre en la mayoría de las ocasiones, en presencia de un diagnóstico de trastorno mental y, a su vez, es transdiagnóstica, esto es, puede estar presente en diferentes trastornos. De la misma forma, no se debe confundir la conducta autolítica con la autolesión no suicida, fenómeno muy frecuente en la población adolescente, aunque existe una alta progresión y solapamiento entre autolesiones no suicidas y conductas suicidas (Fonseca et al., 2022).

2.2. Epidemiología de la conducta suicida en la adolescencia

Según aparece en el documento *Conducta suicida y salud mental en la Infancia y la Adolescencia en España (2012-2022), según su propio testimonio* (Fundación ANAR, 2022):

- En el mundo, la reducción de la mortalidad por suicidio es uno de los objetivos prioritarios de la Organización Mundial de la Salud (OMS). En el grupo de población de jóvenes entre 15 y 29 años, la muerte por suicidio es la cuarta causa de muerte para ambos sexos, la tercera en las mujeres y la cuarta en varones.
- En Europa, según datos de Eurostat (2022), España se encuentra entre los países con menores tasas de suicidio en los grupos de edad estudiados. En el año 2019, en el grupo de edad de 15 a 19 años, España, con una tasa de 2,87 suicidios por cada 100.000 habitantes, se sitúa en el lugar 25 entre los países europeos que aportan datos.
- En España, con datos extraídos del INE, en el año 2020 se produjeron un total de 314 suicidios, 300 de jóvenes entre 15 y 29 años y 14 de niños/as menores de 15 años lo que supuso una tasa de variación respecto al año 2015 de un aumento del 3,3 %, debido fundamentalmente al importante incremento producido entre los/as menores de 15 años. En este caso, la tasa de suicidios en el período 2015-2020 se sitúa en torno a 4 suicidios por cada 100.000 jóvenes en el grupo de 15 a 19 años y entre 0,1 y 0,2 por 100.000 en menores de 14 años.

Respecto a la conducta suicida en adolescentes, como señalan, entre otros autores Gadea y Carballo (2021) hay que destacar:

- Se asume que la prevalencia real de la conducta suicida se encuentra subestimada (los registros solo recogen los suicidios consumados).
- La ideación suicida es más frecuente que los intentos autolíticos y estos son más prevalentes que los suicidios consumados.
- La incidencia de suicidio consumado se incrementa progresivamente con la edad, estabilizándose al llegar a la vida adulta. Las tasas de mortalidad por suicidio en adolescentes mayores y adultos jóvenes, de 15 a 29 años, son al menos 10 veces mayores que en niños y adolescentes, de 5 a 14 años.
- En general, en los adolescentes y adultos jóvenes la ideación y el intento autolítico son más frecuentes en población femenina (ratio 3-4:1), pero el suicidio consumado es más frecuente en los varones (4:1).
- Los adolescentes no heterosexuales (colectivo LGBTIQ) presentan una prevalencia más elevada de ideación suicida e intento de suicidio que los jóvenes heterosexuales.
- Según los estudios epidemiológicos, el método más frecuente de intento de suicidio es la sobreingesta farmacológica, con analgésicos o psicofármacos.

2.3. Etiopatogenia de la conducta suicida en la adolescencia

La conducta suicida no es un fenómeno de causa-efecto único. Múltiples factores de riesgo y de protección, biológicos, psicológicos y socioambientales, son dinámicos e interactúan de forma multidireccional para crear períodos en los que el riesgo aumenta o disminuye para un individuo (Moutier, Pisani y Stahl, 2023).

Al igual que en adultos, existen diversos factores que pueden aumentar el riesgo de conductas suicidas (predisponentes), otros que pueden desencadenar estas conductas (precipitantes) y otros factores protectores (Carballo et al., 2019; Gadea y Carballo, 2021; Jans et al., 2017). A continuación, se señalan los factores de riesgo y de protección más importantes:

- Factores predisponentes:
  - Antecedentes familiares de salud mental y de conducta suicida.
  - Experiencias traumáticas (negligencia, maltrato o abuso).
  - Situaciones adversas durante la infancia.
  - Presencia de psicopatología como trastornos del ánimo, de conducta o de ansiedad. El riesgo aumenta si hay comorbilidad, o si hay un intento de suicidio previo.

- Factores de la personalidad: rasgos de dependencia de otras personas, pesimismo, perfeccionismo, baja autoestima o la autocrítica desmedida.
- Problemas de salud física.
- Factores precipitantes:
  - Consumo de alcohol, tabaco y otros tóxicos.
  - La disponibilidad y acceso a medios letales para cometer el suicidio.
  - El efecto llamada o suicidio por imitación. Los adolescentes son muy vulnerables a las distintas informaciones de medios de comunicación o redes sociales y hay un gran incremento en los últimos años de las autolesiones no autolíticas por la influencia de los medios, redes sociales, Internet o relaciones sociales en adolescentes.
  - Dificultades en el medio escolar (incluye bajo rendimiento académico y/o acoso escolar).
  - Alteraciones en el ámbito sexual (abuso sexual, precocidad sexual, promiscuidad, embarazos no deseados, interrupciones del embarazo).
  - Conflictos familiares.
  - Otros estresores sociales como rupturas sentimentales, aceptación de la orientación sexual, fallecimientos u otras pérdidas.
  - El uso de redes sociales: tanto el tiempo dedicado como el uso que se hace de ellas.
- Factores protectores:
  - Nutrición y sueño adecuados.
  - Adecuada comunicación y supervisión familiar.
  - Actividades culturales y de ocio.
  - Creencia religiosa.
  - Vinculación a grupos o proyectos que generen sentimiento de pertenencia.
  - Habilidades individuales de solución de problemas y estrategias de afrontamiento.
  - Nivel educativo medio-alto.
  - Actitudes y valores positivos, sobre todo frente al suicidio.
  - Percepción de soporte social.

2.3.1. Etapas de la suicidabilidad

De manera general, adaptado de Bronisch y Hegerl, citado en Jans et al. (2017), se pueden diferenciar las siguientes etapas de la suicidabilidad: consideración, ambivalencia y decisión, y en ese continuo aparecerían de manera progresiva pensamientos sobre la muerte-deseos pasivos de estar muerto, pensamientos suicidas-ideación suicida, planes de suicidio-preparaciones y finalmente acto suicida.

En el caso de niños y adolescentes, el suicidio impulsivo es más frecuente que en los adultos. Puede ocurrir en cualquiera de las etapas referidas. Generalmente el suicidio tiene lugar en medio de una crisis y raramente ocurre en ausencia de otros factores. Las etapas de la crisis incluyen:

- Predisposición: muchos de los casos son debido a un problema de salud mental, con frecuencia un trastorno depresivo.
- Desencadenante: crisis disciplinarias, conflictos con otros compañeros, humillación pública, amenaza/ruptura sentimental, abuso sexual.
- Facilitador: consumo de alcohol o sustancias, suicidio reciente de referente o de familiar, falta de tabú.
- Oportunidad. Accesibilidad (idea de cómo van a realizar la conducta suicida).

2.3.2. Modelo de desarrollo de la conducta suicida

El desarrollo de la conducta suicida, siguiendo los *Parámetros prácticos de evaluación y tratamiento de los niños y adolescentes con conducta suicida* de la Asociación Americana de Psiquiatría de la Infancia y Adolescencia, citado en Jans et al., (2017), sería el siguiente:

- Trastorno activo (trastorno del ánimo, ansiedad, consumo de alcohol y sustancias).
- Evento estresante, que implica pérdida, humillación, problemas disciplinarios en casa o escolares.
- Cambio agudo del estado de ánimo, de alta intensidad y de emocionalidad negativa (ira, desesperanza, miedo, ansiedad-temor, infelicidad).
- Ideación suicida, que puede orientarse hacia:
  - Inhibición: por factores como el tabú/creencias religiosas/presencia de otros/apoyos disponibles/estado mental inhibido. Se asocia a supervivencia.
  - Facilitación: si hay presencia de rasgos de impulsividad/intensidad; suicidio reciente; tabú débil; falta de apoyos/estar solo; método disponible; estado de agitación o confusión; consumo de alcohol y/o tóxicos. Si existe disponibilidad de medios, se asocia con suicidio.

Después de un intento de suicidio, el riesgo de un futuro intento es 20 veces mayor que en las personas sin intentos previos.

El riesgo de un intento de suicidio grave está fuertemente asociado con el número de intentos previos de suicidio.

2.3.3. *Puntos clave sobre la conducta suicida en adolescentes*

Como indican Moutier et al. (2023):

- Hay factores de riesgo específicos que son más críticos que en el suicidio de adultos: conflicto niño-padre y la dinámica familiar negativa, el consumo de sustancias de los padres o la enfermedad mental, el conflicto entre iguales, el rechazo al colectivo LGBTIQ por los padres y otros, el acoso escolar y el ciberacoso, el uso intensivo de los medios de comunicación sociales y en línea, el TDAH y la impulsividad.
- Las redes sociales desempeñan un papel importante en la salud mental y el riesgo de suicidio de algunos jóvenes.
- Los jóvenes son más susceptibles al contagio del suicidio que los adultos.

2.4. Evaluación de la conducta suicida

Para evaluar el riesgo de suicidio se requiere una evaluación clínica realizada por un profesional entrenado, aunque hay cuestionarios/escalas que pueden complementar esta evaluación, nunca sustituirla, o bien que se pueden utilizar como cribado para tomar decisiones tales como intervenciones psicológicas, educativas o de detección precoz (Jans et al., 2017).

La ideación suicida por sí sola no es una valoración adecuada del riesgo suicida. El objetivo de la evaluación es realizar una formulación del riesgo, con un enfoque integral, incluyendo factores individuales y contextuales, biológicos, psicológicos y familiares, de riesgo y de protección. El riesgo se valora como alto, medio, bajo o no previsible, a partir de los datos obtenidos de las siguientes áreas (Jans et al., 2017):

- Estado mental. Se consideran de especial riesgo el estado deprimido, psicótico, o la presencia de desesperanza, ira, culpa, vergüenza, agitación, confusión o impulsividad.
- Características de los pensamientos/intentos de suicidio: intensidad, frecuencia, planificación, intencionalidad, accesibilidad, letalidad, intentos previos.
- Consumo de sustancias. Si está presente, es un factor desfavorable.
- Información disponible o recogida sobre los antecedentes y sobre el episodio actual, verificados y corroborados, es decir, confiables.

- Fortalezas y apoyos, como son la comunicación y vinculación (capacidad de comunicarse del paciente, disponibilidad de apoyo, presencia de personas dispuestas y capaces de dar ese apoyo).
- Práctica reflexiva: nivel y calidad de la participación del paciente en la evaluación, su nivel de conciencia de las dificultades, su *insight*, y su motivación para colaborar en el plan de tratamiento propuesto.

Hay que tener en cuenta la variabilidad del riesgo, que no es algo estático, sino que puede variar en función del estado mental, las relaciones entre el profesional y el paciente y sus familiares, los estresores y la información disponible. Además, la evaluación realizada puede tener mayor o menor nivel de confianza, en función de la presencia de factores individuales (estado mental de confusión/intoxicación, enfermedad mental), familiares/sociales (conflicto familiar con problemas legales implicados) o por evaluación incompleta por falta de información o por falta de colaboración del paciente y sus familiares, todos ellos asociados a baja confianza (Jans et al., 2017).

2.5. Manejo de la conducta suicida

El tratamiento óptimo de niños y adolescentes con conducta suicida requiere una continuidad de cuidados, con la posibilidad de acceder a los diferentes dispositivos de la Red de atención a los problemas de salud mental de niños y adolescentes, en función de la situación clínica y de las necesidades de atención del paciente y su familia en cada momento y de la disponibilidad de recursos (Jans et al., 2017; Moutier et al., 2023).

El primer paso en el manejo del riesgo de suicidio es garantizar la seguridad y el apoyo al paciente y su familia. La estrategia de manejo agudo depende del nivel y de la variabilidad del riesgo y de la confianza en la evaluación (Jans et al., 2017). En función de ello, se decidirá la opción más adecuada:

- Hospitalización.
- Permanencia en observación y reevaluación posterior.
- Alta domiciliaria con control y seguimiento ambulatorio.

Los adolescentes suicidas deben ser tratados con la misma atención y respeto que cualquier otro paciente, evitando culparlos por haber puesto en peligro su vida, o hacer intentos bien intencionados de animarlos mientras se desestima la gravedad de su situación (Jans et al., 2017).

Son indicaciones de hospitalización los siguientes casos:

- Riesgo de suicidio alto, particularmente si no hay formas alternativas para garantizar la seguridad del paciente.

- No es posible realizar una evaluación confiable del riesgo de suicidio.

En estos casos, la hospitalización se considera la mejor opción disponible, como medida de protección y de contención, de forma transitoria, con el objetivo de lograr la recuperación del nivel/estado que permita al adolescente volver a controlar su vida y para iniciar o continuar el tratamiento en medio ambulatorio.

En el momento en el que se realiza la indicación de la hospitalización completa, el adolescente y su familia han de recibir la información de las características del dispositivo (unidad de hospitalización cerrada), el carácter involuntario del ingreso (todos los ingresos de adolescentes son involuntarios o de carácter judicial) y la existencia de una serie de normas y actividades en la unidad de hospitalización que el paciente tendrá que aceptar y cumplir.

Si, por el contrario, la valoración final indica el alta del servicio de urgencias, deben realizarse las siguientes actividades, antes del alta del paciente:

- Psicoeducación.
- Indicaciones de medidas generales de seguridad en el domicilio y en la escuela.
- Plan de contingencia.
- Continuidad ambulatoria.

El alta del servicio de urgencias debe implicar el diseño de un plan individualizado, de carácter integral y con la participación e implicación del adolescente y su familia.

En general, el plan de tratamiento de cualquier paciente incluye:

- Psicoterapia.
- Tratamiento farmacológico.
- Plan integral de Continuidad de servicios/cuidados.
- Coordinación entre los diferentes profesionales implicados.

El plan de seguridad es un elemento crucial en el diseño del plan de intervención de todos los pacientes (Peñuelas y Taracena, 2024). Permite que el paciente detecte los signos de alarma que suelen desencadenar los momentos de crisis y poder activar de manera secuencial los pasos a llevar a cabo para desactivar dicha situación de crisis. Si la situación es grave y el riesgo es inminente, se puede avisar directamente a los servicios de emergencia (112).

La Psicoeducación debe incluir la explicación de la naturaleza del problema y los objetivos para su manejo (Jans et al., 2017). Tanto los mensajes dirigidos a los pacientes como a los padres y cuidadores se centran en la seguridad y protección, la confidencialidad, la información y la importancia de la colaboración/participación del paciente y sus familiares, todos ellos aspectos bioéticos claves, como veremos posteriormente.

2.6. Desmontando los mitos sobre el suicidio

Estos mitos no solo han dado forma a visiones estigmatizadas e incorrectas de la conducta suicida, sino también han añadido mayor sufrimiento a las personas que se enfrentan a pensamientos o intentos suicidas o que finalmente pierden la vida por suicidio (Moutier et al., 2023).

Como recogen diferentes documentos (Comunidad de Madrid, 2014, 2016, 2019) y algunos trabajos (Fonseca et al., 2022) algunos de los mitos más frecuentes escuchados en relación con el suicidio son los siguientes:

- La persona que quiere suicidarse no lo dice.
- Es mejor no hablar ni preguntar sobre el suicidio, ya que puede dar ideas.
- Las personas que se suicidan son impulsivas y/o agresivas.
- Los que se suicidan son muy valientes/cobardes.
- Todos los suicidas son enfermos mentales.
- El suicida estará en peligro toda su vida.

Por el contrario, existen diferentes trabajos, como señalan Moutier et al. (2023), que desarrollan las verdades que desmienten los mitos sobre la conducta suicida:

- Las personas que se suicidan no son necesariamente débiles o cobardes, como no lo son tampoco los pacientes que fallecen por otros problemas de salud, como el cáncer.
- El suicidio es multifactorial y no está causado por un único acontecimiento, factor estresante o factor de riesgo.
- El riesgo de suicidio es dinámico. La ambivalencia forma parte del proceso suicida.
- La mayoría de las personas que sobreviven a un intento de suicidio siguen viviendo de forma natural.
- Los *gestos suicidas* son una forma de comunicar la necesidad de ayuda, incluso en los casos de autolesiones con finalidad ansiolítica.
- La mayoría de las personas que murieron por suicidio habían hablado sobre ello, de forma directa o indirecta.
- Muchas personas ocultan su malestar por el miedo al estigma, lo que hace que la conducta suicida parezca que surge *de la nada*, pero no suele ser así.
- Cuando los medios letales son menos accesibles, el riesgo de suicidio disminuye considerablemente.
- No hay que dejar de preguntar por el suicidio por pensar que se pueden dar ideas o empeorar la situación. Al contrario, preguntar de forma afectuosa y sin prejuicios les ayuda. Proporcionar una sensación de conexión o apoyo puede salvar una vida.

- El suicidio no es una *elección racional*. Los estudios evidencian que durante las crisis suicidas existe una distorsión cognitiva y una tendencia a tomar malas elecciones.
- Existen oportunidades de intervención y prevención de la conducta suicida.
- El lenguaje relacionado con el suicidio también es importante para corregir mitos y ser respetuosos con las personas que han pasado por experiencias y/o pérdidas asociadas a este fenómeno.

3. Aspectos bioéticos en la evaluación y manejo de la conducta suicida en adolescentes

3.1. Contexto

3.1.1. Contexto general

Como señalan, entre otros, Cartié (2023), Esquerda (2020), Grootens-Wiegers, Hein, Van Den Broek & De Vries (2017), Moutier et al. (2023) y Toro (2010) en los últimos años se han producido grandes cambios, a diferentes niveles, que hay que considerar:

- Nuestra sociedad actual es multicultural, con diferentes valores co-existentes o de código múltiple, alto nivel de información y tecnificación. Además, la familia y la institución educativa han sufrido cambios muy importantes.
- Se ha producido un gran desarrollo de la Psiquiatría y la Salud Mental de la infancia y la adolescencia, hasta la creación de la especialidad recientemente.
- La relación del profesional con el paciente y su familia ha pasado de un enfoque basado en el paternalismo hacia un modelo de autonomía del paciente y de las familias, o de promoción de *toma de decisiones compartidas*. El aprendizaje de estas nuevas habilidades y capacidades se incluye ya en los programas de formación de los futuros especialistas.
- La consideración del niño o adolescente como paciente también ha cambiado. Anteriormente el modelo estaba enfocado hacia la protección absoluta del menor y todos sus derechos pertenecían a los padres o tutores. Con el tiempo se ha ido reconociendo a los menores como sujetos con derechos, que hay que respetar y promover, de acuerdo con su nivel de madurez y de desarrollo.

- Se ha producido un progresivo conocimiento de los factores bio-psico-sociales implicados en el desarrollo del adolescente.
- La investigación sobre la conducta suicida está teniendo un gran desarrollo y está permitiendo integrar todos los conocimientos para conseguir un enfoque integrado y orientado a la prevención del suicidio.

3.1.2. Contexto legal: Menor maduro y competencia

Como destacan Cartié (2023), Esquerda (2020) y Güerre y Hernández (2022) hay que considerar lo siguiente:

- Más allá de la barrera de la mayoría de edad plena, el menor tiene el derecho de ser tenido en cuenta en la toma de decisiones sobre su salud, incluso otorgándole la posibilidad de ser el que decide.
- A partir de la *Convención de Derechos del Niño* (Asamblea General de la ONU, 1989), el menor pasa de ser objeto de protección a tener derechos.
- La Ley Orgánica de Protección Jurídica del Menor establece el reconocimiento de la titularidad de derechos de los menores de edad y una capacidad progresiva para ejercerlos.
- En 2015 hay una modificación significativa en la Ley 26/2015, de 28 de julio, de modificación del sistema de protección a la infancia y a la adolescencia, que afecta parcialmente a la Ley de Protección Jurídica del menor. Se reafirma el derecho de los menores a ser oídos y para tener en cuenta su opinión, se hará acorde con la madurez suficiente y, en todo caso, a partir de los 12 años.
- Con relación al consentimiento en toma de decisiones sanitarias, la Ley 41/2002, de 14 de noviembre, norma básica reguladora de la autonomía del paciente y de derechos y obligaciones en materia de información y documentación clínica, establece presunción legal de madurez en menores emancipados y por encima de los 16 años. En edades inferiores, deberá valorarse de manera individual la madurez del menor.
- La Ley 26/2015, de 28 de julio, de modificación del sistema de protección a la infancia y a la adolescencia, introduce cambios significativos en la Ley de autonomía del paciente:
  - Cuando se trate de una actuación de grave riesgo para la vida o salud del menor, según el criterio del facultativo, el consentimiento lo prestará el representante legal del menor, una vez oída y tenida en cuenta la opinión de este.
  - La decisión deberá adoptarse atendiendo siempre al mayor beneficio para la vida o salud del paciente.

En resumen:

- El menor tiene derecho a ser tenido en cuenta a partir de los 12 años, de acuerdo con su nivel de madurez.
- En mayores de 16 años, o en menores emancipados, el consentimiento lo dará el propio menor.
- Ante situaciones de grave riesgo el consentimiento será siempre por representación, incluso en mayores de 16 años, salvo que la decisión de los representantes vaya en perjuicio del mayor interés del menor.
- Siempre primará el mayor interés del menor.

3.1.3. Contexto de Urgencias

Es el contexto en el que se toman la mayor parte de las decisiones sobre el riesgo de suicidio. Por ello, es importante tener en cuenta estas consideraciones (Güerre y Hernández, 2022):

- La asistencia en el servicio de Urgencias es una situación aguda de crisis donde la capacidad de contención del entorno ha fracasado. La evaluación y toma de decisiones ha de ser rápida e individualizada.
- El ingreso psiquiátrico en menores de 18 años debe realizarse siempre con autorización judicial aún con la conformidad del menor y representantes legales. Y siempre en establecimientos específicos para esta población.
- En urgencias siempre hay que hacer una estimación de riesgo de violencia, autolesiones y fuga y poner en marcha las medidas que se estimen oportunas.
- Cualquier discrepancia en la toma de decisiones entre el paciente, sus familiares y el profesional responsables debe ponerse en conocimiento de la autoridad judicial una vez atendida la situación de urgencia.

3.1.4. Contexto asistencial

De forma ideal, la atención de los adolescentes con conductas suicidas y sus familias deben realizarse atendiendo a los criterios de mejores prácticas, pero en la actividad clínica habitual son preocupaciones frecuentes de los clínicos el miedo a perder a los pacientes suicidas y las reclamaciones por negligencia profesional. Ante ello, hay dos clases de respuesta (Bernert y Roberts,2012):

- Sobreestimación del riesgo suicida (*más vale prevenir que curar*), con el riesgo de pérdida de derechos de los pacientes y mal uso de los recursos.

- Infraestimación del riesgo, con el compromiso de la seguridad del paciente.

Todo ello, en un contexto asistencial con recursos limitados e insuficientes.

3.2. Desarrollo de los aspectos bioéticos implicados

3.2.1. Marco de referencia

Como recuerda Martínez (2013b), los principios bioéticos de referencia son:

- Autonomía: se trata de respetar y promover las decisiones de la persona autónoma en la gestión de su salud, de fomentar paulatinamente la capacidad de decisión de los menores según su nivel de entendimiento.
- Beneficencia: obliga a hacer el bien que el paciente considera como tal para sí mismo. Se opone al paternalismo clásico, a la imposición del criterio médico, a la actitud de considerar a los pacientes sistemáticamente incapaces para decidir. No hay beneficencia como tal sin capacidad para ejercitar la autonomía. Además, hay que contar con los padres del menor, teniendo en cuenta sus preferencias, creencias y valores.
- Justicia: obliga al reparto equitativo de beneficios y cargas, a la distribución y acceso justo a los recursos sanitarios y al trato justo e igualitario.
- No maleficencia: obliga a evitar el daño intencionado físico, psíquico, moral o social. Hay que realizar la actividad profesional desde la buena práctica.

Velar por los principios de no maleficencia y justicia ha venido a considerarse la ética de *mínimos*. Son principios obligatorios, exigibles y punibles legalmente. En cuanto a los principios de autonomía y beneficencia, siempre existe conflicto entre ellos, y requerirá encontrar el equilibrio. Se consideran la ética de la excelencia.

Pero, en realidad, la autonomía y la protección, ¿son conceptos opuestos? Como se indica en el trabajo de la International Planned Parenthood Federation (Lansdown & Wernham, 2012), la protección y la autonomía se refuerzan mutuamente. La protección es necesaria para desarrollar la autonomía y la autonomía es necesaria para garantizar la protección. El *interés superior* del joven debe ser enmarcado en el contexto de todos los derechos de los que son titulares, en particular, el derecho de los niños a ser oídos y que sus puntos de vista sean tomados en serio. En los modelos de protección tiene que haber mucho más énfasis puesto en el empoderamiento y el desarrollo de capacidades y la autonomía de los jóvenes, dentro de un ambiente de protección.

3.2.2. Conflictos éticos en la evaluación y manejo de la conducta suicida en adolescentes

Siguiendo el esquema de conflictos éticos en Psiquiatría de la Infancia y la Adolescencia propuesto por Esquerda (2020), revisaremos a continuación aquellos conflictos implicados o de aplicación en la evaluación y manejo de la conducta suicida de los adolescentes:

- Parentalidad y ética:

El principal deber del profesional es proteger al menor, por lo que si se detectan situaciones en las que la conducta de los padres es claramente maleficente (situaciones de abuso/maltrato o de violencia intrafamiliar), el profesional debe actuar en consecuencia, de cara a la adopción de una medida de protección del menor.

En los casos de conductas parentales que supongan cierto riesgo, es necesario evaluar la situación de forma responsable, prudente y proporcional, valorando los riesgos y los beneficios de cualquiera de las opciones.

- Menor maduro y participación del menor en la toma de decisiones (competencia, información):

Entendemos por capacidad o competencia la madurez suficiente, tanto cognitiva, emocional y ético-moral para poder tomar sus propias decisiones de salud basadas en juicios internos y de actuar de acuerdo con ellos, juicios basados en sus creencias y en concordancia con su plan vital (González, 2013).

La valoración de la competencia o capacidad para la toma de decisiones es compleja y debe tener en cuenta lo siguiente (Esquerda, 2020; Esquerda, Pifarré y Miquel, 2013):

  - La valoración debe ser individualizada, es decir, a cada adolescente en particular (variabilidad interindividual),
  - la valoración debe tener en cuenta qué tipo de decisión está en juego. La madurez exigida debe ser proporcional a la gravedad de la decisión (variabilidad circunstancial), y
  - la valoración debe tener en cuenta en qué contexto o circunstancias se toma la decisión y la influencia y el peso que pueden tener determinados factores en la capacidad para la toma de decisiones (variabilidad intrasujeto).

Respecto a la valoración de la competencia hay dos enfoques:

- Un enfoque de valoración de las capacidades aplicadas a la toma de decisiones mediante el uso de los criterios de Appelbaum y Grisso, criterios utilizados en adultos. Según se describen en diferentes trabajos (Esquerda et al., 2013; Esquerda, 2020) los requisitos son:
  - Comprensión de la información relevante para la decisión a tomar,
  - apreciación de la situación (enfermedad, elección) y sus consecuencias,
  - manipulación racional de la información, y
  - capacidad de comunicar una elección.
- Enfoque centrado en la valoración de la fase del razonamiento moral del adolescente. Los trabajos de Piaget y Kohlberg, continuados por otros autores, demuestran que la mayor parte de los adolescentes alcanzan su madurez moral entre los 13 y los 15 años. Fundamentan el desarrollo de la teoría del *menor maduro* y de sus implicaciones legales. Existen instrumentos validados y utilizados, pero con poca aplicación en la práctica clínica (Esquerda et al., 2013).

Respecto a la gravedad de la decisión, la escala móvil de competencia de Drane propone un criterio de proporcionalidad: a mayor gravedad de la decisión, mayor competencia se requerirá (Esquerda et al., 2013). Se distinguen tres tipos de decisiones (fácil, media y difícil), tres tipos de competencias necesarias para cada tipo de decisión (baja, media, alta) y según el grado de competencia, qué tratamientos pueden aceptarse (consentir) o rechazar. Así, por ejemplo, rechazar un tratamiento de alto beneficio y bajo riesgo es una decisión difícil, que requiere un grado de competencia alta.

Finalmente, la valoración de la capacidad para la toma de decisiones no es estática y se deben tener en cuenta otros factores, valorando su influencia y su peso en esta capacidad, como son:

- Factor situacional: contexto de urgencia o de consulta ordinaria.
- Estado emocional del menor.
- Factores familiares.
- Factores culturales.
- Enfermedad aguda o crónica.

En un trabajo sobre competencia para asentir y consentir, Miller, Drotar y Kodish (2004) afirman que la capacidad para participar en la toma de decisiones implica comprensión, razonamiento y voluntariedad, y esta competencia sería el resultado de la interacción a lo largo del tiempo de los siguientes factores:

- Factores predisponentes:
  - Desarrollo cognitivo del menor.

– Experiencia previa en toma de decisiones.
– Creencias de los padres sobre la autonomía de su hijo.
– Factores culturales familiares (autoridad).
– Valores religiosos.
- Factores individuales del menor:
– Preferencia por la implicación.
– Estado emocional.
– Experiencia previa.
– Estado de salud.
– Funcionamiento cognitivo.
- Factores parentales:
– Facilitación de la implicación y soporte.
– Comprensión del consentimiento.
– Influencia coercitiva.
- Factores del profesional clínico:
– Facilitación/soporte.
– Comunicación.
– Influencia coercitiva.
- Factores situacionales:
– Limitaciones tiempo.
– Estrés.
– Complejidad.
– Espacio/Contexto.

En este mismo trabajo de Miller, Drotar y Kodish (2004) se hacen las siguientes consideraciones:

- Hay que diferenciar la competencia en el ámbito legal, como fenómeno todo o nada, frente al enfoque ético, que considera aspectos evolutivos, situacionales e interactivos.
- Hay que considerar el deseo del menor en el grado de implicación en la toma de decisiones, los efectos de la decisión del menor en las decisiones de tratamiento y en el estado emocional del menor, así como las posibles ventajas de esta implicación (sentido de control y participación) frente a las desventajas (estrés, conflicto con los padres). Hay que plantearse si el objetivo debe ser la autonomía del menor o el mejor interés del menor.
- No hay que olvidar el papel de los padres en el soporte de la competencia del menor y en las habilidades de toma de decisiones, así como el papel facilitador o no del profesional.
- El nivel de implicación en la toma de decisiones debe depender del nivel de desarrollo cognitivo, madurez emocional y estado psicológico del menor.

Como resumen de todo lo anterior, siguiendo los trabajos de Pearce (1994)[2] el proceso de toma de decisiones para la evaluación de la competencia incluye la siguiente secuencia de valoraciones:

- Nivel de desarrollo cognitivo del adolescente (comprensión de la naturaleza del trastorno, sus propias necesidades y las de otros, riesgos y beneficios del tratamiento, etc).
- Relación padres-hijo (soporte, afectividad).
- Relación profesional-paciente (confianza y seguridad).
- Visión de otras figuras significativas (influencias externas en el paciente).
- Riesgos y beneficios de la decisión sobre el tratamiento.
- Naturaleza de la enfermedad (discapacidad, cronicidad, riesgo vital).
- Existencia o necesidad de consenso entre el menor, los padres y el profesional (más tiempo o más información, segunda opinión).

Por otra parte, no hay que olvidar aspectos del neurodesarrollo (Grootens-Wiegers et al., 2017). Así, a la edad de 12 años, los adolescentes pueden tener ya la capacidad para la competencia en la toma de decisiones (habilidades para la comunicación de una elección, comprensión, razonamiento, apreciación). Pero con el inicio de la adolescencia se produce un desarrollo temprano del sistema de recompensa cerebral (búsqueda de sensaciones, riesgo, recompensa a corto plazo) y un desarrollo de la corteza prefrontal más tardío. Implica que la competencia de los adolescentes puede verse comprometido en algunos contextos, y pueden necesitar el soporte de factores ambientales facilitadores.

Existen además estudios que evidencian déficits o distorsiones cognitivas en la toma de decisiones en adolescentes suicidas, de forma similar a lo que ocurre en adultos, aunque se requieren estudios longitudinales para aclarar la relación temporal entre el proceso de toma de decisiones y la conducta suicida (Bridge et al., 2012).

Finalmente, en un trabajo sobre los mitos acerca de la capacidad para la toma de decisiones (Ganzini, Volicer, Nelson & Derse, 2004) se recuerdan todas las ideas falsas que deben combatirse:

- La capacidad de toma de decisiones y la competencia (ámbito jurídico) son lo mismo.
- Se puede suponer falta de capacidad para la toma de decisiones cuando el paciente va en contra de un consejo del profesional.
- No es necesario evaluar la capacidad de toma de decisiones salvo que el paciente manifieste opiniones en contra del consejo del profesional.
- La capacidad de toma de decisiones es un fenómeno de *todo o nada*.

---

[2] Citado en Esquerda et al., (2013).

- El deterioro cognitivo es igual a falta de capacidad para la toma de decisiones.
- La falta de capacidad para la toma de decisiones es permanente.
- Los pacientes que no han recibido una información relevante y consistente acerca de su tratamiento carecen de la capacidad para la toma de decisiones.
- Todos los pacientes con ciertos trastornos psiquiátricos carecen de capacidad para la toma de decisiones.
- Los pacientes que han sufrido alguna intervención involuntaria carecen de capacidad para la toma de decisiones.
- Solo los expertos en salud mental pueden evaluar la capacidad para la toma de decisiones.

Como conclusión, en el proceso de valoración de la competencia o capacidad para la toma de decisiones del adolescente en el contexto de una situación de riesgo suicida, hay que valorar la influencia y el impacto de los siguientes factores:

- Estado mental del adolescente.
- Características de la conducta suicida.
- Existencia o no de consumo de sustancias.
- Factores individuales y familiares de protección y apoyo.
- Madurez del adolescente (desarrollo cognitivo, capacidad de reflexión, etc.).

Incluso el menor que no consideremos competente para la toma de decisiones tiene el derecho a ser informado del propio estado de salud (Esquerda et al., 2013). Es importante no solo la medida de la competencia, sino fomentar en los adolescentes la participación en el proceso de toma de decisiones, lo que sería el fomento de la competencia y la responsabilización. El Real Colegio de Pediatras de Inglaterra (Esquerda et al., 2013) describe un continuo en este enfoque: informar, escuchar, incluir sus opiniones en la toma de decisiones y menor competente como decisor principal. En esta misma línea, Weithorn, (Esquerda et al., 2013) establece tres niveles de participación: información, decisión compartida y decisión autónoma.

Como señalan diferentes trabajos, la promoción de la toma de decisiones (Esquerda et al., 2013), es decir, informar y fomentar la participación del menor en la toma de decisiones, se asocia a una mayor satisfacción con los cuidados médicos recibidos, una mayor cooperación por parte del menor en el tratamiento, la promoción de la sensación de control y un respeto por las capacidades del menor, promoviéndolas y favoreciendo su desarrollo. El hecho de que los padres y el menor, según la edad, tomen parte activa en las decisiones del médico fortalece la relación médico-paciente (Mardomingo, 2015).

La información que se debe dar al menor depende de su edad, madurez y características personales y familiares, buscando en todo momento respetar su libertad y autonomía, y no perjudicarlo. La información debe ser asequible, coherente, suficiente, objetiva y fundada (Mardomingo, 2015).

Para finalizar hay que recordar que las Guías Internacionales recomiendan que los adolescentes participen en la toma de decisiones acerca de su enfermedad y su tratamiento. No hay un consenso universalmente aceptado para valorar la capacidad para la toma de decisiones en estos pacientes. A pesar de ello, siempre que sea posible, el adolescente debe ser incluido en un proceso de deliberación serio, honesto, respetuoso y sincero (Bernert & Roberts, 2012; Conrad & Brumbaugh, 2021; Garanito & Zaher-Rutherford, 2019).

Menor maduro y participación del menor en la toma de decisiones: intimidad, confidencialidad y secreto profesional.

Como señala Vallance (2016), el secreto profesional no es un deber absoluto, sino relativo, ya que puede haber circunstancias que aconsejen romper la confidencialidad. Sólo la existencia de un riesgo grave para su propia integridad (principio de no maleficencia) o la de terceros (principio de justicia) justificaría la ruptura del secreto. Lo primero es proteger al paciente y a otros. Es lo que sucede cuando hay riesgo suicida (De Jesus, Liem, Borra, & Appel, 2022).

A nivel asistencial, deben valorarse principios y aspectos prácticos de la ruptura de la confidencialidad (Vallance, 2016).

- Establecer los límites de la confidencialidad desde el inicio de la evaluación y manejo.
- Explicar los motivos para romper la confidencialidad.
- Ayudar a comprender la importancia y los beneficios de compartir la información.
- Atender y valorar las razones aportadas por el adolescente/familiares para romper o no la confidencialidad.
- Tratar de integrar todas las visiones.
- Valorar beneficios e inconvenientes o riesgos (incremento de riesgo suicida).
- Revelar la mínima información necesaria para proteger o beneficiar al adolescente.
- Revelar solo a quienes necesitan conocerlo.
- Preguntar si el adolescente quiere compartir la información con sus padres o si prefieren la intervención del profesional.

Restricción de la libertad: hospitalización no voluntaria, aislamiento/contención física, videovigilancia.

Todas estas medidas que pueden valorarse en situaciones de riesgo suicida son excepcionales, y deben regirse por los principios de beneficencia y no maleficencia, es decir, con una finalidad terapéutica planificada, nunca disciplinaria o sancionadora (Esquerda, 2020). Deben considerarse cuando, en caso de no aplicarse, se estuviera privando a un paciente de una medida terapéutica necesaria. Las medidas restrictivas no están indicadas si existen otras alternativas terapéuticas menos restrictivas, si suponen un castigo implícito o explícito para el paciente, o por comodidad del personal.

Es importante intentar respetar al menor, informándolo del motivo y de la finalidad de la medida. Si es posible, hay que intentar a posteriori hablar con él y explicarle los motivos de la decisión (Esquerda, 2020).

En definitiva, toda medida restrictiva debe cumplir los requisitos de idoneidad, necesidad y proporcionalidad (Esquerda. 2020), y debe limitarse para evitar las consecuencias negativas que pueda acarrear en el adolescente y su familia (Borecky, Thomsen & Dubov, 2019).

- Ética y Diagnóstico

Ante el proceso diagnóstico y la elección de tratamiento, el profesional debe poner en juego una serie de valores (Mardomingo, 2015).

- Valores personales: integridad, honradez, responsabilidad, también coherencia, transparencia, credibilidad, confianza, lealtad.
- Valores profesionales: competencia técnica (científica) y calidad humana, con profesionalidad centrada en el paciente.
- Valores de la relación clínica con los menores: información adecuada a la edad, respeto a la autonomía según la edad y circunstancia y la confidencialidad. Respeto y diálogo.
- Valores sociales, como el compromiso cívico y la defensa de los derechos de los menores. Solidaridad con los más desfavorecidos y gestión eficiente y sostenible de los recursos sanitarios.

El diagnóstico en salud mental infanto-juvenil tiene también un componente ético per se, por el riesgo de un mal uso o el riesgo de estigmatización que presenta aún el ámbito psiquiátrico (Esquerda, 2020; Romero-González et al., 2020).

El *estigma del suicidio en adolescentes* puede tener las siguientes consecuencias:

1. Señalamiento de la persona que intenta o consuma el suicidio y sus familiares, acusándolos de no saber enfrentar o resolver los problemas o de no haber sabido ayudar a su ser querido.
2. La estigmatización disuade a muchas personas de buscar ayuda, con el riesgo que supone retrasar la búsqueda de ayuda de las personas que piensan en quitarse la vida.
3. El suicidio en los adolescentes a menudo se evita o se oculta por vergüenza o por creencias religiosas.

En definitiva, el estigma en relación con los intentos de suicidio aumenta el sufrimiento individual y familiar, dificulta el uso oportuno de los servicios de salud, la búsqueda de ayuda y la evolución del proceso. Por ello, hay que combatir todos los mitos e ideas falsas sobre la conducta suicida. De esta manera se lucha contra el tabú y el estigma (Fonseca et al., 2022).

• Prevención del suicidio

La evidencia empírica pone de relieve por un lado que el suicidio es prevenible, es una causa de muerte generalmente evitable, y, por otra, que los sistemas sanitarios y los profesionales de todas las disciplinas de la salud tienen un papel fundamental en la prevención del suicidio. No hay que confundir la prevención con la predicción. No todos los suicidios se puedan evitar, ni el suicidio es un acontecimiento previsible (Moutier et al., 2023).

Se disponen de medidas de intervención y recursos eficaces para su prevención, pero para que las respuestas nacionales o internacionales sean eficaces, se necesita una estrategia integral y multisectorial de prevención del suicidio (Fonseca et al., 2022).

Un ejemplo concreto en esta dirección es el Plan de Prevención del suicidio de la Comunidad de Madrid 2022-2026, con un enfoque de salud pública, de carácter multisectorial y participativo, avanzando más allá de lo sanitario tal y como recomienda la OMS (Oficina Regional de Coordinación de Salud Mental y Adicciones, 2022).

3.3. Consideraciones finales sobre la evaluación y manejo del riesgo suicida

Como señalan Bernert & Roberts (2012) y Michaud, Takeuchi, Mazur, Hadjipanayis & Ambresin (2023):

• La evaluación y el manejo de la conducta suicida en adolescentes debe realizarse atendiendo a los principios éticos que orientan a las *mejores prácticas*:
  – Respeto a las personas: profundo respeto por el valor y la dignidad de una persona.
  – Autonomía: respetar y fomentar la toma de decisiones sobre su salud.
  – Beneficencia: búsqueda del *mayor beneficio*, excelencia clínica.
  – Otras claves: Fidelidad, No maleficencia, Veracidad, Justicia, Privacidad e Integridad.
• Las Guías de evaluación y manejo del riesgo suicida sirven como marco de referencia óptimo para el cuidado de los pacientes en riesgo suicida.

- Las actuaciones e intervenciones que se realicen deben incluirse en el marco de una relación terapéutica de respeto, honestidad, sinceridad y claridad.
- La competencia para la toma de decisiones no incluye sólo la madurez, sino también la valoración del riesgo de la decisión y los factores contextuales asociados. Su valoración es compleja y multifactorial.
- Es esencial informar a todos los menores, de forma adecuada a su nivel de comprensión y proporcional a ella.
- Es esencial promocionar y fomentar su implicación en la toma de decisiones.
- En situaciones de grave riesgo para la integridad o la propia vida del menor debe primar la protección del menor. Puede ser, además, una de las causas para romper la confidencialidad.

4. Conclusiones

1. La conducta suicida en adolescentes es un problema de salud pública, multifactorial y multidimensional.
2. Resulta fundamental la relación terapéutica del profesional con el adolescente y su familia en un marco de respeto, seriedad, honestidad y sinceridad.
3. La valoración de la capacidad para la toma de decisiones es compleja, incluyendo factores individuales, parentales, familiares, del propio profesional y circunstanciales, así como factores culturales y religiosos.
4. Es esencial informar y promover la participación del adolescente en la toma de decisiones, fomentando la competencia y la responsabilización.
5. La confidencialidad es un requisito básico para la confianza en la relación terapéutica con el adolescente, pero sin olvidar que tiene algunos límites.
6. En las situaciones de alto riesgo suicida, de grave riesgo y compromiso de la propia integridad o de su vida, debe primar la protección del menor.
7. Las medidas coercitivas deben aplicarse teniendo en cuenta los principios de idoneidad, necesidad y proporcionalidad.
8. Es de vital importancia el avance en el desarrollo de estrategias de prevención del suicidio.

REFERENCIAS BIBLIOGRÁFICAS

Bernert, R. A., & Roberts, L. W. (2012). Ethics Commentary: Suicide Risk: Ethical Considerations in the Assessment and Management of Suicide Risk. *Focus (American Psychiatric Publishing Online), 10*(4), 467-472. https://doi.org/10.1176/appi.focus.10.4.467

Borecky, A., Thomsen, C., & Dubov, A. (2019). Reweighing the Ethical Tradeoffs in the Involuntary Hospitalization of Suicidal Patients. *American Journal of Bioethics*, 19(10), 71-83. https://doi.org/10.1080/15265161.2019.1654557

Bridge, J. A., McBee-Strayer, S. M., Cannon, E., Sheftall, A. H., Reynolds, B., Campo, J. V., Pajer, K., Barbe, R., & Brent, D. A. (2012). Impaired Decision Making in Adolescent Suicide Attempters. *Journal of the American Academy of Child and Adolescent Psychiatry, 51*(4), 394-403. https://doi.org/10.1016/j.jaac.2012.01.002

Carballo, J. J., Llorente, C., Kehrmann, L., Flamarique, I., Zuddas, A., Purper-Ouakil, D., Hoekstra, P. J., Coghill, D., Schulze, U., Dittmann, R., Buitelaar, J. K., Castro-Fornieles, J., Lievesley, K., Santosh, P., & Arango, C. (2019). Psychosocial Risk Factors for Suicidality in Children and Adolescents. *European Child & Adolescent Psychiatry, 29*(6), 759-776. https://doi.org/10.1007/s00787-018-01270-9

Cartié Juliá, M. (2023). Principios éticos en la atención en el sistema de protección a la infancia "Con y para el otro" (Paul Ricoeur, 1990). En G. Rubio Valladolid & F. Legaz Cervantes (Dirs.), A. Pozo Martínez & N. Albadalejo Blázquez (Coords.), *Salud Mental infanto-juvenil en el Sistema de Protección de Menores* (pp. 451-478). Pamplona: Editorial Aranzadi.

Comunidad de Madrid. (2014). *Guía de autoayuda: Prevención del suicidio. ¿Qué puedo hacer?* Recuperado, el 10 de junio de 2024, de https://www.madrid.org/bvirtual/BVCM017534.pdf

Comunidad de Madrid. (2016). *No estás solo. Enséñales a vivir. Guía para la prevención de la conducta suicida dirigida a docentes.* Recuperado el 10 de junio de 2024, de https://www.madrid.org/bvirtual/BVCM017853.pdf

Comunidad de Madrid. (2016). *No estás solo. Enséñales a vivir. Guía para la prevención de la conducta suicida dirigida a docentes.* Recuperado, el 10 de junio de 2024, de https://www.madrid.org/bvirtual/BVCM017853.pdf

Comunidad de Madrid. (2019). *Guía para familiares en duelo por suicidio. Supervivientes.* Recuperado, el 10 de junio de 2024, de https://www.madrid.org/bvirtual/BVCM020325.pdf

Conrad, R., & Brumbaugh, B. (2021). Respect for Persons in the Psychiatric Treatment of Children and Adolescents. *Psychiatric Clinics of North America*, 44(4), 613-625. https://doi.org/10.1016/j.psc.2021.08.007

De Jesus, V. D., Liem, A., Borra, D., & Appel, J. M. (2022). Who's the Boss? Ethical Dilemmas in the Treatment of Children and Adolescents. *Focus (American Psychiatric Publishing Online), 20*(2), 215-219. https://doi.org/10.1176/appi.focus.20210037

Esquerda Aresté, M., Pifarré Paradero, J., & Miquel Fernández, E. (2013). La capacidad de decisión en el menor. Aspectos particulares de la información en el niño y en el joven. *Anales de Pediatría Continuada*, *11*(4), 204-211. https://doi.org/10.1016/S1696-2818(13)70139-2

Esquerda Aresté, M. (2020). MÓDULO 11 Tema 21. Aspectos bioéticos en psiquiatría infanto-juvenil. *I Curso de psiquiatría del niño y del adolescente para pediatras*, 447-464. Recuperado, el 10 de junio de 2024, de https://www.cursopsiquiatriasema.com/tema-21-aspectos-bioeticos-en-psiquiatria-infantojuvenil/

Fonseca Pedrero, E., Pérez-Albéniz, A., & Al-Halabí, S. (2022). Conducta suicida en adolescentes a revisión: creando esperanza a través de la acción. *Papeles del Psicólogo*, *43*(3), 173-184. https://doi.org/10.23923/pap.psicol.3000

Fundación ANAR. (2022). *Conducta suicida y salud mental en la infancia y la adolescencia en España (2012-2022), según su propio testimonio*. Recuperado, el 10 de junio de 2024, de https://www.anar.org/wp-content/uploads/2022/12/Estudio-sobre-Conducta-Suicida-en-la-Infancia-y-la-Adolescencia-2012-2022.pdf

Gadea del Castillo, S., & Carballo Belloso, J. J. (2021). Conducta suicida y suicidio. En M. L. Lázaro García, M. D. Moreno Pardillo, & B. Rubio Morell (Eds.), *Manual de Psiquiatría de la Infancia y Adolescencia* (pp. 452-460). Ámsterdam: Editorial Elsevier.

Ganzini, L., Volicer, L., Nelson, W. A., Fox, E., & Derse, A. R. (2004). Ten Myths about Decision-Making Capacity. *Journal of the American Medical Directors Association*, *5*(4), 263-267. https://doi.org/10.1097/01.jam.0000129821.34622.a2

Garanito, M. P., & Zaher-Rutherford, V. L. (2019). Adolescent Patients and the Clinical Decision about their Health. *Revista Paulista de Pediatría*, 37(4), 503-509. https://doi.org/10.1590/1984-0462/2019/37/4/00011

Grootens-Wiegers, P., Hein, I., Van Den Broek, J. M., & De Vries, M. C. (2017). Medical Decision-Making in Children and Adolescents: Developmental and Neuroscientific Aspects. *BMC Pediatrics*, *17*(1). https://doi.org/10.1186/s12887-017-0869-x

Güerre Lobera, M. J., & Hernández Arroyo, L. (2022). Aspectos legales en la atención psiquiátrica urgente a pacientes menores. En J. C. Espín Jaime & C. Pastor Jordá (Eds.), Urgencias de Psiquiatría y Salud Mental en niños y adolescentes (pp. 277-284). Madrid: Aula Médica.

Jans, T., Vloet, T. D., Taneli, Y., & Warnke, A. (2018). Suicidio y conducta autolesiva (M. Irarrázaval & A. Martin, Eds.; F. Prieto-Tagle & M. Vidal, Trads.). En J. M. Rey (Ed.), *Manual de Salud Mental Infantil y Adolescente de la IACAPAP* (Capítulo E.4). Ginebra: Asociación Internacional de Psiquiatría del Niño y el Adolescente y Profesiones Afines.

Lansdown, G., & Wernham, M. (2012). Are protection and autonomy opposing concepts? Understanding young people's right to decide. En *Understanding young people's rights to decide* (Vol. 3, pp. 1-17). London: IPPF.

Mardomingo, M. J. (2015). Principios éticos de la práctica psiquiátrica. En M. J. Mardomingo (Ed.), *Tratado de Psiquiatría del niño y del adolescente* (pp. 1169-1177). Madrid: Díaz de Santos.

Martínez González, C. (2013a). Aspectos éticos en la adolescencia: del menor maduro al adulto autónomo. *Revista de Formación Continuada de la Sociedad Española de Medicina de la Adolescencia, 1*(2), 22-26.

Martínez González, C. (2013b). La actualidad de los principios de la Bioética en Pediatría. *Anales de Pediatría Continuada, 11*(1), 54-57. https://doi.org/10.1016/S1696-2818(13)70119-7

Michaud, P., Takeuchi, Y., Mazur, A., Hadjipanayis, A., & Ambresin, A. (2023). How to Approach and Take Care of Minor Adolescents Whose Situations Raise Ethical Dilemmas? A Position Paper of the European Academy of Pediatrics. *Frontiers in Pediatrics, 11.* https://doi.org/10.3389/fped.2023.1120324

Miller, V. A., Drotar, D., & Kodish, E. (2004). Children's Competence for Assent and Consent: A Review of Empirical Findings. *Ethics & Behavior, 14*(3), 255-295. https://doi.org/10.1207/s15327019eb1403_3

Ministerio de Sanidad, Política Social e Igualdad, Grupo de trabajo de la Guía de Práctica Clínica de Prevención y Tratamiento de la Conducta Suicida. (2020). *Guía de práctica clínica de prevención y tratamiento de la conducta suicida.* Agencia de Evaluación de Tecnologías Sanitarias de Galicia (avaliat). Recuperado el 10 de junio de 2024, de https://portal.guiasalud.es/wp-content/uploads/2020/09/gpc_481_conducta_suicida_avaliat_resum_modif_2020_2.pdf

Moutier, C. Y., Pisani, A. R., & Stahl, S. M. (2023). Prevención del suicidio. Madrid: Aula Médica.

Oficina Regional de Coordinación de Salud Mental y Adicciones. (2022). *Plan de prevención del suicidio de la Comunidad de Madrid 2022-2026.* Dirección General del Proceso Integrado de Salud, Servicio Madrileño de Salud. https://www.comunidad.madrid/publicamadrid

Pearce, J. (1994). Consent to Treatment During Childhood: The Assessment of Competence and Avoidance of Conflict. *British Journal of Psychiatry, 165*(6), 713-716. https://doi.org/10.1192/bjp.165.6.713

Pedrero, E. F., Pérez-Albéniz, A., & Al-Halabí, S. (2022). Suicidal Behavior in Adolescents under Review: Fostering Hope through Action. *Papeles del Psicólogo, 43*(3), 173. https://doi.org/10.23923/pap.psicol.3000

Peñuelas Calvo, I., & Taracena Cuerda, M. (En prensa, 2024). Autolesiones y conducta suicida. En J. C. Espín Jaime (Coord.), *Psiquiatría y Salud Mental de la Infancia y la Adolescencia para Pediatría y Atención Primaria.* Madrid: Aula Médica.

Romero-González, M., Espinar, M. A. C., Roig, M. C., Macía, L. V., Pascual, M., & Puiggros, L. C. (2020). La función diagnóstica en salud mental infantil: ¿Estamos patologizando el sufrimiento propio de la experiencia humana? *Revista de Psiquiatría Infanto-juvenil, 37*(4), 1-4. https://doi.org/10.31766/revpsij.v37n4e

Toro Trallero, J. (2010). *El adolescente en su mundo. Riesgos, problemas y trastornos*. Madrid: Editorial Pirámide.

Vallance, A. K. (2016). 'Shhh! Please Don't Tell…': Confidentiality in Child and Adolescent Mental Health. *BJPsych Advances*, *22*(1), 25-35. https://doi.org/10.1192/apt.bp.114.013854

EUTANASIA Y TRASTORNO MENTAL: UNA PANORÁMICA DEL PROBLEMA

Blanca Morera Pérez

Comisión de Garantía y Evaluación de la Eutanasia de Euskadi

Al reconocer al otro, al infinito, al no-yo, nos enfrentamos a nuestro desafío moral (…) No puede concebirse el pleno potencial humano sin incluir esta relación fundamental con el infinito a través del otro humano. En el diálogo, la necesidad de responder evoca la responsabilidad, y es en esta respuesta al otro donde finaliza la propia realidad del yo.

Alfred I. Tauber. *Confesiones de un médico*

1. Introducción

El final de la vida y el propio proceso de morir forman parte del conjunto de temas troncales acerca de la existencia humana, que a lo largo de siglos han sido motivo de producción artística, reflexión filosófica, debate público, interés sanitario y, como no, regulación normativa. La vida ha sido un bien universalmente considerado y protegido, y el tránsito de la vida a la muerte se considera un ritual de paso, en el que intervienen convicciones y conductas con profundas raíces culturales, por lo que soporta una carga de valor y contenido que no es igual en las diferentes sociedades, y tampoco entre las diferentes personas en una misma sociedad.

En nuestro medio, uno de los elementos que ha caracterizado todo lo relacionado con el final de vida ha sido lo que esta autora no puede sino denominar *caos terminológico*. La tan manida palabra *eutanasia* (que, etimológicamente, se define como *buena muerte* por sus raíces griegas; *eu*-buena y *thanatos*-muerte), se adjetivó y se adornó en múltiples acepciones

147

(eutanasia activa, pasiva, voluntaria, ortotanasia, distanasia, etc.) lo que, durante años, ha sido motivo de confusión entre profesionales y entre personas sin distinción de rol. Hay que reconocer aquí el enorme esfuerzo de clarificación que han realizado muchas personas, y especialmente las implicadas en los cuidados en el final de la vida desde muy diferentes estamentos.

Así pues, lo primero que conviene hacer es acotar algunos términos básicos, concretando de qué hablamos, específicamente, cuando los utilizamos.

Para definir eutanasia utilizaremos la definición que sugiere la propia Ley Orgánica de regulación de la eutanasia española:

> [...] la actuación que produce la muerte de una persona de forma directa e intencionada mediante una relación causa-efecto única e inmediata, a petición informada, expresa y reiterada en el tiempo por dicha persona, y que se lleva a cabo en un contexto de sufrimiento debido a una enfermedad o padecimiento incurable que la persona experimenta como inaceptable y que no ha podido ser mitigado por otros medios.

Frente a esta forma de ayudar a morir, en la que se necesita la implicación activa y directa de los profesionales sanitarios en la aplicación de las medidas que producirán la muerte, se ubica el que se conoce universalmente como *suicidio asistido* y que definiremos en términos de Azucena Couceiro (2004, p. 288): «Consiste en proporcionar a un paciente los medios adecuados para que él mismo, en el momento en que lo desee, ponga fin a su vida».

El texto que sigue trata de todo esto, pero de forma especial de cómo se aplican ambas modalidades de ayudar a morir en un colectivo específico de personas: las personas que padecen un trastorno mental. Y utilizaremos el término *trastorno mental* y no el término *enfermedad mental*, porque este último es un término vulgarizado, que no es de aplicación con los criterios diagnósticos consensuados a nivel internacional por las principales asociaciones de profesionales especialistas en psiquiatría, lo que impide que su significado real pueda concretarse. Tanto el DSM-5, en sus versiones recientes, como la CIE-1, utilizan el término trastorno mental para referirse a un conjunto de trastornos que se caracterizan por una alteración clínicamente significativa de la cognición, la regulación de las emociones o el comportamiento de un individuo. Por lo general, van asociados a angustia o a discapacidad funcional en otras áreas importantes. Este es el ámbito de actuación de la psiquiatría como especialidad médica, aunque con la concurrencia de otros profesionales, y las personas afectadas por este tipo de trastornos serán el objeto preferente de nuestro análisis.

Este artículo se desarrollará de forma sistemática revisando primero la regulación de la prestación de la ayuda para morir en diferentes países para luego describir brevemente la regulación en nuestro país y los criterios de aplicación esenciales. En una segunda parte, se analizarán las experiencias de la aplicación de la eutanasia y el suicidio asistido a personas con enfermedad mental, y los principales problemas que se han señalado en su aplicación, para finalizar con algunas conclusiones y sugerencias.

En ningún caso un artículo como este puede agotar las distintas perspectivas de un tema tan controvertido y complejo, ni reflejar de forma fidedigna la profundidad de los conceptos que contiene. El objetivo modesto y alcanzable no es sino ofrecer una panorámica y sensibilizar a la reflexión y al conocimiento.

2. Regulación de la prestación de ayuda para morir

2.1. En el mundo

La regulación de la ayuda médica para morir se ha realizado en el mundo de una manera dispar con dos modelos predominantes: algunos países han optado por regular específicamente su aplicación, estableciendo la modalidad (eutanasia, suicidio asistido o ambas) y las personas que podrían acceder a ella, así como los criterios y procedimientos a utilizar; otros países van identificando, caso a caso, en los tribunales de justicia, distintos supuestos en los que cabe realizar una despenalización más o menos amplia de la ayuda para morir, generando jurisprudencia que pretende ser criterio de aplicación de casos similares en sede judicial. Países como Suiza, Alemania, Austria, Italia, Colombia o, más recientemente, Ecuador, son ejemplo de esta segunda vía, como lo es también el estado de Montana (2009) que dictaminó la legalidad del suicidio asistido, aunque sin regulación específica.

En la inmensa mayoría de los países que han optado por la primera vía, se ha producido un decalaje temporal entre la promulgación de la norma y su aplicación en la práctica (que es la fecha que se hace constar a continuación), demora que, en la mayoría de los casos, se ha situado en torno a dos años.

Estados Unidos se considera el país pionero en desarrollar una legislación respecto a la ayuda para morir. En 1994 se aprobó la *Oregon Death with Dignity Act*, que regulaba el suicidio asistido por personal facultativo en personas afectas de una enfermedad terminal con un pronóstico de vida no superior a seis meses, que inició su aplicación en 1997. A Oregón le siguió Washington (2009), Vermont (2013), California y Colorado (2016), Columbia (2017), New Jersey, Maine y Hawái (2019) y, más recientemente, New México (2021). Todos los estados en EE. UU. tienen una regulación de suicidio asistido por personal facultativo, siempre en personas capaces y mayores de edad, en una situación de enfermedad terminal.

Canadá reguló la *Medical Assistance in Dying* (MAID) en 2018 para las enfermedades terminales (Bill C-7), y modificó los criterios de acceso, incluyendo padecimientos no terminales, en 2021 (Bill C-14).

El otro ámbito anglosajón de desarrollo de ayuda para morir se ha producido en las antípodas. Los estados de Victoria (2019), Western Australia (2021) Tasmania (2022), Queensland, South Australia y New South Wales (2023), ya disponen de normativa reguladora de la ayuda para morir, mientras que Nothern Territory (que, curiosamente tuvo la primera legislación mundial sobre este procedimiento en 1995, derogada dos años más tarde) y el Australian Capital Territory, donde se ubica la capital, Camberra, se encuentran en vías de aprobación de una legislación específica. Aunque contemplan la modalidad auto y heteroadministrada (por personal sanitario), la normativa favorece al suicidio asistido. Hasta el momento, en Australia la normativa sólo permite el acceso a personas capaces, mayores de edad, y en contexto de enfermedades terminales. Esta es también la indicación en Nueva Zelanda, que aprobó su *End of Life Choice Act* mediante referéndum realizado en octubre de 2020.

En nuestro entorno geográfico más cercano, sólo el Benelux ha regulado la ayuda para morir, aunque la ley portuguesa está aprobada por el parlamento y se espera su implementación a corto plazo. Existen iniciativas incipientes en otros países, como Francia o Irlanda.

Suiza es un caso muy específico en el que es posible el suicidio asistido, siempre que no existan razones egoístas para colaborar en la muerte.

Nuestro país ha tenido un conocimiento mucho más profundo de la realidad de Holanda (2002), Bélgica (2002) y Luxemburgo (2009). La regulación en estos países tiene en común el que la enfermedad terminal no sea el único contexto de enfermedad admitido y que exista la posibilidad de acceder a la ayuda para morir en situaciones de incapacidad para la toma de decisiones sanitarias a través de directrices previas o voluntades anticipadas. Holanda reguló desde el principio el acceso de los menores maduros, que Bélgica incorporó en la modificación legislativa de 2014, siempre que la perspectiva de muerte fuera a corto plazo (criterio de terminalidad). Hay que destacar que Bélgica no ha contemplado la posibilidad de suicidio asistido, sino que ha regulado, exclusivamente, la eutanasia.

2.2. En España

Tras varios anteproyectos, en marzo de 2021 se promulgó en nuestro país la regulación de la eutanasia, con rango de ley orgánica. Los requisitos establecidos se apoyan en criterios de mayoría de edad y capacidad, y en un proceso de información, deliberación y consentimiento, con plazos establecidos.

Desde el punto de vista de su aplicación, algunas peculiaridades que podríamos destacar son las siguientes:

- La ley ha evitado cuidadosamente el término *suicidio asistido*, aunque reconoce dos modalidades de prestación: en la primera, que se denomina de *administración directa*, la sustancia es administrada por el personal sanitario, habitualmente por vía EV; en la segunda, denominada como *prescripción o suministro al paciente por parte del profesional sanitario*, es el propio paciente el que se autoadministra la sustancia con observación y apoyo del personal sanitario en dicho acto. No cabe en nuestro ordenamiento que el paciente pueda disponer de la sustancia a su criterio y en el momento en que desee, como en la mayoría de los países que regulan el suicidio asistido.
- No es una prestación accesible a menores, sean o no maduros o emancipados.
- Regula detalladamente el acceso a la eutanasia a través de documento de voluntades anticipadas o instrucciones previas a través de un representante, o incluso a instancias de los profesionales sanitarios, de aplicación en los supuestos en los que las personas no puedan solicitarlo por sí mismas y se encuentren en una situación de incapacidad de hecho. Este es un hecho que la mayoría de las normativas no contemplan.
- Es la única legislación, hasta el momento, que requiere, para que la prestación pueda darse, un doble proceso de verificación. A diferencia del resto de los países, en los que la verificación del cumplimiento de las condiciones, por organismo independiente a los profesionales que participan, se produce con posterioridad a la ayuda para morir, en España la prestación no puede aplicarse sin un informe de verificación previo elaborado por las Comisiones de Garantía y Evaluación de la Eutanasia, dependientes de cada uno de los gobiernos autonómicos. Se establece, asimismo, una verificación posterior a la realización de la eutanasia por esas mismas comisiones.

Nuestra legislación ha optado por la fórmula del Benelux, en el sentido de no restringir la aplicación de la eutanasia a pacientes en situación de final de vida. Así, las dos situaciones de aplicación se explicitan como sigue (artículo 3 b y c):

Padecimiento grave, crónico e imposibilitante: situación que hace referencia a limitaciones que inciden directamente sobre la autonomía física y actividades de la vida diaria, de manera que no permite valerse por sí mismo, así como sobre la capacidad de expresión y relación, y que llevan asociado un sufrimiento físico o psíquico constante e intolerable para quien lo padece, existiendo seguridad o gran probabilidad de que tales limitaciones vayan a persistir en el tiempo sin posibilidad de curación o mejoría apreciable. En ocasiones puede suponer la dependencia absoluta de apoyo tecnológico.

Enfermedad grave e incurable: la que por su naturaleza origina sufrimientos físicos o psíquicos constantes e insoportables sin posibilidad de alivio que la persona considere tolerable, con un pronóstico de vida limitado, en un contexto de fragilidad progresiva.

Esto permite cursar una solicitud, y, de cumplir los criterios establecidos, acceder a la prestación, a personas con padecimientos no terminales, entre ellos, potencialmente, personas con trastornos psiquiátricos.

Otro elemento único fue el corto de lapso entre la publicación de la ley en el BOE, y su la fecha fijada para puesta en marcha del procedimiento, tres meses, un periodo muy inferior al establecido en todo el resto de los países y que, sin duda, ha generado cierta precipitación y disfunción en la aplicación inicial de esta normativa, y las estructuras y procedimientos requeridos para su óptimo funcionamiento.

3. EUTANASIA Y ENFERMEDAD MENTAL: HABLAN LAS CIFRAS

La relación de la enfermedad mental con la prestación de ayuda para morir tiene al menos tres escenarios diferentes: en primer lugar, la existencia de signos/síntomas psicopatológicos significativos que pueden considerarse secundarios o reactivos a la enfermedad o padecimiento no psiquiátrico que motiva la solicitud de la prestación; en segundo lugar, la coexistencia de un trastorno psiquiátrico, identificable transversal y longitudinalmente, coexistente con una patología no psiquiátrica que motiva la solicitud, y, en tercer lugar, el escenario en el que el trastorno psiquiátrico es la causa principal, el padecimiento por el que se solicita la prestación. Es en este tercer escenario en el que se va a centrar el análisis de las dificultades, y en ningún caso vamos a tratar el problema de los procesos degenerativos cerebrales conocidos como demencias, que requerirían, para un análisis mínimamente respetuoso, un espacio muy superior al que se dispone, y tampoco problemas psicosociales, cansancio de vida o problemas derivados de la edad avanzada o la soledad, que requieren otro tipo de reflexión. Aunque algunos autores han debatido sobre la obligatoriedad de una valoración psiquiátrica (McCormak & Price, 2014), en general se descarta por dos argumentos: la prolongación poco motivada en el proceso de valoración, sin un claro beneficio, y el hecho de que los psiquiatras no son, necesariamente, expertos en las situaciones de final de vida (Sheehan, Gaid & Downar, 2017).

Puesto que Canadá dictó una demora en la aplicación de la MAID y nuestro país no ha comunicado cifras de aplicación en trastorno mentales en el escaso tiempo de aplicación de la Ley 3/2021 de regulación de eutanasia, los únicos escenarios eutanásicos no ligados a final de vida se han producido en el Benelux, donde se han publicado múltiples artículos que dan cuenta de la aplicación de la ayuda para morir por causa de trastorno mental. Algunas legislaciones, como la australiana o la neozelandesa excluyen expresamente las personas con trastorno mental, por lo que no son fuente de datos útiles. No así Suiza, que, desde una sentencia del Tribunal Federal de 2007, no puede discriminar a las personas aquejadas de problemas psiquiátricos que solicitan suicidio asistido, pero que no ha comunicado de forma oficial datos referidos a solicitudes motivadas por trastornos mentales.

Para tratar de dimensionar el problema, resulta de utilidad acudir a los informes anuales de las Comisión Regionales de Verificación de la Eutanasia (RTE) neerlandesas. Las cifras apuntan a que la aplicación de estas prestaciones por razón de trastorno mental fue testimonial hasta 2011 (año en que se produjeron 13 casos sobre un total de más de 3.500), aunque se produjo un incremento progresivo que alcanzó un acmé en 2017 (83 casos sobre más de 6.000 casos). Los dos últimos años la ayuda para terminar la vida en Holanda se ha aplicado en 115 casos (lo que ha representado un 1,5 % en 2021 y un 1,3 % en 2022, sobre el total de casos en Holanda). En Bélgica los 48 casos informados en 2022 representaban el 1,4 % del total. Para tratar de establecer el perfil de paciente en el que se aplican eutanasia o suicidio asistido, resulta de mucha utilidad la revisión sistemática de Calati et al. (2020). El perfil asociado sería el de una mujer (70-77 %), que en Holanda tendría una elevada probabilidad de haber recibido dos diagnósticos psiquiátricos (56-97 %), al contrario que en Bélgica donde la más habitual es un único diagnóstico (71 %). Los trastornos del ánimo son el diagnóstico más frecuente en ambos países (55-71 %), asociados a un trastorno de personalidad en el caso neerlandés (52-54 %). La comorbilidad orgánica tiene una presencia significativa (37-62 %). Los autores señalan la *similitud*, salvo por el sexo, entre este grupo de población y aquellos que fallecen por suicidio, y se preguntan por el riesgo de que los suicidios tradicionales se conviertan en prestación de ayuda para morir. Kim, De Vries y Peteet (2016) calificaban los casos de la revisión realizada entre 2011 y 2014 como casos extremadamente complejos, con una tasa de rechazo por los profesionales superior a un tercio, y un tercio en el que se excedían los controles recomendados con evaluación por hasta tres psiquiatras (dos de ellos independientes).

El perfil de las personas solicitantes resulta algo diferente. El estudio de van Veen, Widdershoven, Beekman y Evans (2022) sobre 1.308 solicitudes por trastorno psiquiátrico, mostraba un grupo poblacional que padecía trastornos psiquiátricos de larga duración, en el que el 60 % de las personas habían recibido tratamiento por un periodo de tiempo superior a 10 años. La solicitante media era una mujer en torno a 50 años, soltera (70 %), de estudios medios o secundarios (76 %) y que recibía algún tipo de ayuda social (88 %), lo que probablemente era un indicativo de cierto deterioro en su funcionamiento social o laboral. Casi tres cuartas partes del grupo había recibido más de un diagnóstico, siendo el trastorno depresivo, el trastorno de personalidad y el trastorno por estrés postraumático los más frecuentes. Muchos de los psiquiatras neerlandeses han recibido la petición de eutanasia o suicidio asistido de alguno de sus pacientes (56 %). La mayoría de las solicitudes no llegan a aplicarse por denegación (69 %), desistimiento (20 %) u otras causas variadas. Se señala el padecimiento de un trastorno de personalidad del Clúster B (que engloba los trastorno límite, narcisista, histriónico y antisocial) como un elemento de rechazo por parte de los profesionales.

4. Eutanasia y enfermedad mental: problemas y desafíos

Tanto en el plano teórico como práctico, la muerte asistida (sea como eutanasia o como suicidio asistido) plantea múltiples cuestiones. Incluso el reciente Código Deontológico (2022) aporta su granito de arena a la controversia cuando mantiene en el Capítulo IX de atención médica al final de la vida, el siguiente artículo (38.4): «El médico no deberá provocar ni colaborar intencionadamente en la muerte del paciente», aunque la sanción deontológica no quepa cuando la conducta lo es en aplicación de la ley (Disposición Segunda). Pero no es esa la cuestión –la aceptabilidad de una ayuda para morir acompañada y activamente participada por un profesional sanitario– que se pretende abordar, como tampoco lo es la negativa de los profesionales a realizar esta prestación por razón de conciencia, algo que la regulación española considera un derecho (derecho a la objeción de conciencia reconocido en el artículo 16.1). Tampoco se trata de establecer si existen razones de más o menos peso para que la eutanasia o el suicidio asistido deban circunscribirse a las situaciones de final de vida (como se regula en muchos países), o si debe incluir otras situaciones clínicas (como ocurre en otros países, entre ellos España). La cuestión central es determinar si existen razones de peso para excluir a las personas que lo solicitan por razón de trastorno psíquico, y si es posible establecer condiciones específicas en ese colectivo de personas para discriminarlas *a priori* del acceso a esa prestación.

Las razones que pueden encontrarse en la extensa bibliografía que ya existe sobre este tema, y que es imposible reflejar con las limitaciones que exige este trabajo, son muy variadas. Las más frecuentes (Carpiniello, 2020) hacen referencia a la dificultad para evaluar la competencia para una decisión de tanto calado en algunas personas afectas de un trastorno mental, la problemática que supone evaluar el sufrimiento en el seno de los problemas psiquiátricos y, en relación con ello, trazar la delgada línea que parece existir entre el deseo de morir y la suicidabilidad. Otro obstáculo que parece difícil de salvar es la de establecer cuándo un tratamiento resulta fútil y cabe establecer que la enfermedad no tiene perspectivas razonables de mejoría. Un aspecto complejo de abordar es la vulnerabilidad de los pacientes y, específicamente, la influencia de la vulnerabilidad estructural en la decisión de solicitar eutanasia o suicidio asistido. Estos son los aspectos en los que vamos a centrar el análisis, pero no son los únicos; Medrano y Uriarte (2022) comentan el riesgo de «nihilismo terapéutico» y la «desesperanza» en la aceptación de la irreversibilidad, frente a la tradición de «los psiquiatras no se rinden nunca» vigente en la especialidad, y también han existido argumentos basados en la «pendiente resbaladiza», más genéricos, que, al menos de momento, no parecen fundamentados en la aplicación en nuestro país, así como menciones a la falta de certeza/fiabilidad en el diagnóstico psiquiátrico.

Nicolini, Kim, Churchill y Gastmans realizaron, en 2020, una revisión sistemática de los argumentos a favor y en contra del acceso de los pacientes con trastorno psiquiátrico a la eutanasia y el suicidio. Incluyeron más de 42 artículos seminales posteriores a 2013. A continuación, se resumen los principales argumentos:

Argumentos a favor de la eutanasia/suicidio asistido:

- No discriminación entre enfermedad física y psíquica, ni entre sufrimiento físico y mental. Los pacientes psiquiátricos pueden tener deseos de morir autónomos.
- Es posible reducir el margen de error en la diferenciación sufrimiento-psicopatología con salvaguardas adecuadas.
- La equiparación enfermedad mental-incapacidad no es asumible y la evaluación puede ser igualmente fiable.
- En algunos casos el trastorno mental es refractario a todo tratamiento y esto se puede determinar. La incertidumbre no se reduce a la enfermedad mental.
- No toda solicitud de ayuda para morir es un grito de ayuda y puede formar parte de la asistencia, y ser terapéutico, el acompañar el proceso de final de vida. La ayuda para morir no es incompatible con un buen abordaje en salud mental.

- La eutanasia psiquiátrica puede ser una alternativa más humanizada al suicidio en algunos casos y puede prevenirlo en otros.

Argumentos en contra de la eutanasia/suicidio asistido:

- Los trastornos mentales soportan mayores incertidumbres etiológicas y a menudo el diagnóstico es meramente descriptivo, lo que justifica la discriminación.
- El sufrimiento intolerable puede ser un síntoma del trastorno, así como la desmoralización o la desesperanza.
- La incapacidad puede no ser bien evaluada o ser fluctuante, impidiendo su adecuada valoración. El estándar de capacidad debe ser superior.
- A menudo existen condicionante externos que aminoran la *libertad*.
- La esperanza es un valor terapéutico, aceptar la ayuda para morir en el contexto psiquiátrico puede afectar a los vínculos terapéuticos y a las políticas de salud mental, especialmente en poblaciones vulnerables.
- El riesgo de suicidio no puede ser motivo para considerar la ayuda para morir en psiquiatría.

No cabe duda de que existen perspectivas diferentes, y que el *peso específico* que se dé a cada uno de los argumentos encuentra raíces profundas en las convicciones y cultura de cada persona o grupo.

Intentaremos, por ello, profundizar más en las que quizá puedan considerarse las cuestiones fundamentales. Como vamos a ver, muchas de ellas se interrelacionan y son dependientes unas de otras, pero vamos a separarlas con un propósito de sistematización.

4.1. El requisito de capacidad de hecho

La Ley de regulación de eutanasia española, hace clara referencia a la capacidad de hecho, como lo hacen todas las regulaciones sobre la ayuda médica para morir en los diferentes países. En la ley 3/2021 es el artículo 5 donde se señala este elemento, cuando se afirma que la persona solicitante debe «tener mayoría de edad y ser capaz y consciente en el momento de la solicitud», y cuando hace preceptivo el consentimiento informado, definido como «la conformidad libre, voluntaria y consciente del paciente, manifestada en pleno uso de sus facultades después de recibir la información adecuada».

Se trata, por tanto, de establecer si se trata en esencia de un acto autónomo y, por tanto, si se trata de un acto intencional (dirigido a un fin), voluntario (sin coerciones internas o externas), con capacidad y auténtico (en el sentido de congruencia con los valores de la persona). La capacidad se define como la situación psíquica que permite afirmar que la persona conoce la situación a la que se enfrenta, las alternativas posibles con las consecuencias de cada una de ellas, y que permite, mediante un proceso de reflexión y razonamiento personal pero que puede ser compartido o comunicado, alcanzar una decisión congruente con los valores vitales que le son propios, o que asume en este momento vital.

La cuestión que emerge es doble: si se considera que en las personas con un trastorno mental la capacidad está afectada, y si la evaluación de la capacidad en personas con trastorno mental es especialmente dificultosa y porqué se considera así.

En este punto se hace necesaria una afirmación radical: la presunción de capacidad, en ningún ser humano, puede cuestionarse sin argumentos. Este elemento ha recibido especial atención en la Convención de derechos de las personas con discapacidad, ratificada por nuestro país en 2006 e incorporada a nuestro ordenamiento jurídico en 2008, además de ser el origen de una de las reformas legislativas más importantes de los últimos años, la ley 8/2021 de 2 de junio por la que se reforma la legislación civil y procesal para el apoyo a las personas con discapacidad en el ejercicio de su capacidad jurídica. Esta ley apoya el respeto «a los derechos, la voluntad y las preferencias de las personas».

Y un segundo elemento debe considerarse igualmente: la capacidad para la toma de decisiones sanitarias se establece o se cuestiona para una decisión específica en una situación específica. Como afirman Ramos-Pozón, Terribas-Sala, Falcó-Pegueroles y Román-Maestre (2023) existe un amplio consenso de que la evaluación de las decisiones sanitarias se basa en criterios cognitivos clásicos (CARE = Compresión / Apreciación / Razonamiento / Elección), pero ello no implica ignorar que en la apreciación, lo que se pretende establecer es la vivencia específica que el trastorno (y las medidas propuestas, o lo que se solicita) supone y significa para la persona, para su vida, un aspecto muy relacionado con el *insight*.

No cabe duda de que el *insight* puede ser una dificultad en muchas personas, pero no es posible afirmar una capacidad *diferente* en las personas con trastorno mental *a priori* sin caer en la discriminación. Otros argumentos que se esgrimen, hacen referencia a la aplicación de la escala móvil de James Drane, a la alta exigencia de capacidad que plantea una decisión de riesgo vital, y a conceptos muy complejos, y escasamente definidos, como la maduración en los mecanismos adaptativos, que se señala afectada en los trastornos de la personalidad (Pifarré, Esquerda, Torralba, Bátiz y Bofarull, 2024).

No son argumentos irrelevantes, pero su aplicación no es exclusiva a las personas con trastorno mental: en todas las decisiones de ayuda para morir nos enfrentamos a personas que solicitan poder tomar decisiones irreversibles y que se les ayude en la aplicación. Muchas de esas personas se encuentran en situaciones de enfermedad prolongada donde la afectación es, necesariamente, biopsicosocial, como ocurre a menudo en los trastornos mentales, pero también en otros trastornos. La presunción de incapacidad aplicada exclusivamente a un colectivo, en este marco, no puede aceptarse como legítima porque nos devuelve a tiempos en que la autonomía no era un valor que considerar, o la beneficencia era meramente paternalista. Combatir el estigma implica empoderar, y ello exige respeto a las decisiones de pacientes competentes. Si se considera excluir a los pacientes psiquiátricos en decisiones relacionadas con el final de la vida, sin atender a su competencia, no resultará difícil ampliar esa exclusión a otras decisiones competentes (Rooney, Schuklenk y van de Vathorts, 2018). No es esa la asistencia, ni la relación terapéutica, que estamos construyendo en psiquiatría, donde desarrollos como la planificación compartida de la atención se basan en el reconocimiento de nuestros pacientes como interlocutores válidos en la máxima simetría.

Todo lo anterior no obsta para que se señalen otras dificultades a considerar. Como bien detallan Pifarré et al. (2024), la evaluación de la capacidad es genérica en el ámbito de la eutanasia, con instrumentos recomendados por la Guía de Buenas Prácticas del Ministerio de Sanidad como el MacArthur Competence Test for Treatment (MacCAT-) o el ACE (ambos validados en nuestro país) que no han sido adaptados para su aplicación en esta situación, aunque cabría afirmar que tampoco para otras patologías (procesos degenerativos del sistema nervioso o situaciones de final de vida con dolor intratable, por ejemplo). La revisión de las publicaciones no siempre permite establecer cómo se ha realizado la evaluación de la capacidad en las personas con trastorno mental, pero eso no hace válido el presupuesto de evaluación inadecuada o de competencia no existente. Una vez más, hay que señalar que esta incertidumbre acerca de la valoración no afecta sólo a este colectivo, sino que cabe afirmarla para muchos de los procesos y tiene que ver con criterios de registro, sistematización y publicación.

Resulta obvio que la evaluación de la competencia para tomar una decisión de tanto calado exige conocimiento, tiempo y participación de varios profesionales especialistas, como ya señalaba el posicionamiento de la Sociedad Española de Psiquiatría (2021). También es cierto que los psiquiatras evaluamos la capacidad de nuestros pacientes continuamente en la toma de decisiones sanitarias, y, debe añadirse, colaboramos en la promoción (o limitación) de esa capacidad con nuestra actitud comunicativa, relacional y de respeto. Pero, en definitiva, debe aceptarse que todo juicio acerca de la capacidad de otro es prudencial, y soporta un grado de incertidumbre, un riesgo de imperfección, que debe minimizarse, pero que no puede desaparecer completamente. Parte del sesgo también puede atribuirse al propio profesional, que tiende a validar aquellas decisiones que son más cercanas a sus propios valores, algo que debe hacer consciente.

El requisito de capacidad no parece, por todo lo anterior, de suficiente entidad como para excluir a los pacientes psiquiátricos, ni supone una realidad diferencial, pero si aconseja, también en otros grupos de pacientes, la necesidad de asegurar la formación específica de los profesionales en la evaluación de la capacidad, el trabajo sobre los dominios de valoración que son imprescindibles y las competencias profesionales necesarias, con atención a las realidades de las personas, patologías y contextos específicos. Como afirma Rooney (2018), se hace necesario confiar en el criterio de los clínicos, pero no se trata de una confianza ciega sino basada en la formación y en la revisión.

4.2. El requisito de falta de perspectiva de mejora apreciable o incurabilidad

Para las enfermedades no terminales, la ley describe una serie de requisitos, y establece que debe existir «seguridad o gran probabilidad de que tales limitaciones vayan a persistir en el tiempo sin posibilidad de curación o mejoría apreciable». Es una expresión equivalente para decir que las consecuencias del padecimiento son en realidad secuelas sin posibilidad de evolución. Si no va a evolucionar positivamente, puede afirmarse que el padecimiento es «incurable» y que las consecuencias son «irreversibles».

Muchos de los argumentos contrarios a permitir la aplicación de la prestación en personas con trastorno mental cuestionan la aplicabilidad de este criterio. Pero ¿es realmente posible establecer la irreversibilidad en los trastornos psiquiátricos? En una revisión de los trabajos que se posicionan al respecto, van Veen, Ruissen y Widdershoven (2020) señalan cuatro grupos de afirmaciones:

- Argumentos relativos a la propia naturaleza del trastorno mental, que consideran que, a diferencia de los trastornos llamados orgánicos, la descripción de los trastornos psíquicos es sindrómica, y la etiología (que considera elementos biológicos, psicodinámicos y sociales) es poco clara, lo que impide establecer elementos pronósticos fiables.
- Argumentos relativos a los tratamientos psiquiátricos, que consideran que la multiplicidad de posibilidades terapéuticas impide considerar inútil o fútil un tratamiento. Señalan que, de hecho, se producen mejorías inesperadas, mejorías al retirar tratamientos o al implementar terapias de aceptación.
- Argumentos relativos a la esperanza, que consideran una profecía autocumplida el ofrecer una prestación que termina todo tratamiento, o un problema ético admitir la desesperanza en el contexto de

tratamiento psiquiátrico. Se afirma que el uso de términos como *resistente* o *refractario* en lugar de *incurable* o *irreversible*, apunta a cómo se considera la opción de abandonar todo intento terapéutico en el seno de la especialidad.

- Argumentos relativos para considerar de forma muy estricta y excluyente cualquier rechazo a tratamiento, que se produce en un porcentaje elevado de pacientes.

Todos estos argumentos deben ser considerados, pero también analizados.

Quizá en primer lugar debe considerarse que argumentos como los del primer grupo (algo que esta autora ha venido señalando en distintos foros) nos trae de vuelta a la vieja dicotomía mente-cuerpo, a afirmaciones que vuelven a poner el acento en lo físico u orgánico, frente a lo psíquico o mental, conceptos ya superados. Las interrelaciones cerebro-sistemas orgánicos son un hecho científico demostrado, que encuentra su expresión en múltiples realidades, como la afectación del sistema inmunológico en muchos cuadros psíquicos, o el carácter secundario de éstos en múltiples problemas de otro origen. Nuestro organismo es una red interconectada, y la ciencia un cúmulo de enunciados hipotéticos que son sustituidos a medida que los nuevos hechos cuestionan el saber vigente. Esto ocurre en el saber psiquiátrico, y también en el resto del saber médico. En este lugar incierto, que se señala en el grupo de argumentos relativos a la futilidad y que es común a la realidad de muchos pacientes sin trastorno mental, la mayor parte de los especialistas en psiquiatría son capaces de, en un paciente concreto y en un momento biográfico concreto, establecer criterios razonables de la expectativa de un tratamiento, su efectividad (beneficio probable y su relación con las cargas que va a suponer), su accesibilidad, y por ello la pertinencia de implementación. No puede confundirse el permanente acompañamiento al paciente (el cuidar y aliviar que forma parte de nuestro ejercicio profesional), o los usos *off label*, con la expectativa razonable de mejora, que puede establecerse con un nivel de incertidumbre limitada. Esto debe establecerse para cada caso, para cada contexto terapéutico (historia terapéutica y disponibilidad real) y para el estado de la ciencia en ese momento. Nadie está obligado a lo imposible y ningún paciente debe recibir esperanzas infundadas, y menos aún cuando está afrontando la posibilidad de morir. Pese a todo, el desarrollo de la psiquiatría de precisión, con marcadores específicos, promete mejorar las cosas. También la consulta a otros especialistas puede asegurar que la limitación personal no influya en la valoración.

Una incertidumbre limitada o la expectativa de una mejoría inesperada no parecen argumentos válidos para lesionar la autonomía de un paciente y mantenerlo en una situación vital que le resulta indeseable, aunque deban serle comunicadas. Hablar de la esperanza con las personas parece pertinente, como lo es hablar de la limitación del saber científico.

El rechazo al tratamiento tampoco es fácil de tratar, y de hecho diferentes países lo han tratado de diferente forma. Nada dice respecto a esto la norma española, pero parece de sentido común que no se acepten solicitudes de eutanasia en personas en las que todavía no se han aplicado tratamientos de demostrada efectividad y que se encuentran disponibles. Ciertamente el rechazo al tratamiento es una opción autónoma, pero en el marco de nuestra ley, supone la exclusión de la prestación si este rechazo impide que pueda considerarse la irreversibilidad con una certeza razonable.

Un breve comentario acerca de la disponibilidad de tratamientos: La prestación de ayuda para morir no debe ser nunca el camino alternativo a la imposibilidad de acceder a tratamiento útiles y reales. Ningún sistema de salud puede garantizar el acceso a todas las posibilidades terapéuticas y a todos los ciudadanos, pero ningún ciudadano debe verse en la tesitura de solicitar una eutanasia o un suicidio asistido porque no recibe un tratamiento indicado disponible en otros lugares de nuestra geografía que aliviaría su precario estado y su sufrimiento. La distribución de recursos puede no ser todo lo equitativa que sería deseable en nuestro país, pero deben existir mecanismos para procurarla. Como se afirma en el *Final Report Of the Expert Panel on MAID AND MENTAL ILLNESS*:

> Los evaluadores de la ayuda médica para morir deben establecer la incurabilidad desde los intentos terapéuticos realizados hasta el momento, los resultados de los tratamientos, y la severidad y duración de la enfermedad, trastorno o discapacidad. No es posible establecer reglas fijas acerca de cuántos tratamientos, cuantos tipos de tratamiento, y durante cuánto tiempo, ya que esto va a depender de la naturaleza y gravedad de la enfermedad que padece la persona y su estado de salud global. Todo esto debe considerarse caso a caso[1].

Al igual que en el caso de la evaluación de la capacidad, cada una de las personas supondrá un desafío diferente y único que el especialista deberá afrontar a la hora de definir si considera que caben o no posibilidades terapéuticas indicadas, reales y con posibilidad de modificar la situación de cada caso. Hay, de nuevo, razones para la prudencia, pero probablemente no suficientes para la discriminación de todo un colectivo.

4.3. El requisito de sufrimiento psíquico intolerable

Para Cassell (1982) «el sufrimiento es experimentado por personas (…) tiene lugar cuando se percibe una inminente destrucción de la persona y continúa hasta que la amenaza de desintegración ha cedido o la integridad

---

[1] Traducción de la autora.

de reinstaura de otra forma». Su conocimiento requiere «superar la dicotomía entre cuerpo y mente, y otras dicotomías asociadas entre objetivo y subjetivo, y entre persona y objeto». Asumiendo lo anterior, que convierte el alivio del sufrimiento en un fin esencial de la Medicina, ¿cómo evaluar un sufrimiento intolerable que la ley exige? ¿es eso posible?

El sufrimiento, se ha definido por consenso (Balaguer et al., 2016) como «una reacción al sufrimiento, en el contexto de una enfermedad que amenaza la vida, en la que el paciente no ve otra salida que acelerar su muerte. Este deseo puede expresarse de forma espontánea o tras ser preguntado, pero debe diferenciarse de la aceptación de una muerte inminente o del deseo de morir de forma natural, aunque preferiblemente pronto», y se ha abordado, fundamentalmente, en relación con el deseo de adelantar la muerte. Este deseo, detectado frecuentemente en cuidados paliativos, aparece en respuesta a un sufrimiento multidimensional y en el que juegan un papel especial dos elementos que favorecen las solicitudes de ayuda para morir: la pérdida de dignidad (relacionada con la perdida de capacidades y autocontrol) y la falta de sentido de vida asociada a la desesperanza (Montforte-Royo, Villavicencio-Chávez, Tomás-Sábado, Mhtani-Chugani y Balaguer, 2012).

El sufrimiento intolerable, sin embargo, no ha alcanzado una definición de consenso. En las solicitudes de ayuda para morir en pacientes no psiquiátricos (Dees, Verjnooij-Dassen, Dekkers, Vissers y van Weel, 2011) el sufrimiento incluye dimensiones físicas, psicológicas, sociales y existenciales (Tabla 1). No tratándose pacientes con trastorno mental, cabría pensar que son los aspectos ligados al sufrimiento físico los más relevantes, no es así: el sufrimiento, desde la perspectiva de las personas que solicitan eutanasia, el sufrimiento es fundamentalmente psíquico y/o existencial, y se relaciona más con las pérdidas personales (independencia, control, desgaste personal) y la inexistencia de expectativas de futuro (desesperanza, irrelevancia, limitación). Nada diferente de lo que encontramos en los pacientes psiquiátricos.

El problema fundamental con el denominado «sufrimiento intolerable», radica en su valoración (Morera, Cruz y Barrena, 2022). Su carácter subjetivo confronta al profesional con su propio concepto del sufrimiento y su manejo, con los valores que sustentan su vida y su forma de ejercer la profesión, y hace imprescindible un buen conocimiento de las diferentes dimensiones del sufrimiento, para identificar su presencia y como afectan a la persona que hace la solicitud, limitando la proyección de su propia concepción. Sólo es posible un abordaje narrativo, desde la conciencia de estar ante una experiencia íntima, personal y única, ligada a la persona y a su biografía. Es este abordaje el que puede permitir establecer, con cierta fiabilidad, la naturaleza del sufrimiento y su relación con una posible psicopatología. La persistencia en el tiempo, su carácter estático frente al tratamiento, su valoración longitudinal y la vivencia de la persona afectada, son elementos que pueden ayudarnos a clarificar su relación o no con un trastorno mental presente y, especialmente, la posibilidad de alivio.

4.4. Suicidio y prestación de ayuda para morir

El suicidio es un fenómeno a menudo calificado de pandemia mundial, que presenta en nuestro país cifras tozudas en los últimos años, en torno a 4000 muertes anuales, cifra que parece resistente a todos los intentos para limitarla. Aunque existen suicidios llamados *lúcidos*, en personas sin trastorno mental, la mayoría de los suicidios se producen en personas con trastorno mental que experimentan un sufrimiento insoportable. Así expresado, parece lógica la preocupación extendida de que la ayuda para morir, aplicada en personas con trastorno mental, pueda convertirse en la *vía legal* para llevar a cabo un suicidio, más aún cuando algunos de los estudios parecen señalar cierta similitud en las características (Kim, Conwell y Caine, 2018).

El estudio de Lengvenyte, Strumila, Courtet, Kim y Olié (2020), realizado sobre personas con trastorno mental que solicitaron y obtuvieron ayuda para morir en Holanda entre 2011 y 2014, mostró la existencia de múltiples dimensiones de sufrimiento psíquico, en las que destacaban la vivencia de irreversibilidad (100 %), probablemente por tratarse de un criterio electivo, con otras tres dimensiones presentes en más de la mitad de los casos: pérdida de control, sentimientos de vacío y descontrol emocional. Un hallazgo destacable fue la inexistencia de una asociación entre historia de intentos suicidas y mayor presencia de dimensiones de sufrimiento psicológico.

La evaluación del riesgo suicida es una competencia que poseen los profesionales que se dedican al tratamiento de los trastornos psíquicos, especialmente si tienen experiencia directa con pacientes. No obstante, como demuestran las cifras, la valoración encuentra su mayor acierto en lo transversal (y aun así, con una finura probabilística que no alcanza la certeza), pero tiene mucha menos fiabilidad en lo predictivo. Múltiples elementos no sujetos a identificación y/o control pueden actuar como «gatillo» de un intento de suicidio, que puede resultar exitoso.

El marco de la valoración de una solicitud de ayuda para morir tiene unos elementos diferenciales que puede facilitar el diferenciar un suicidio psicopatológico de una solicitud por un sufrimiento intolerable, y es el elemento longitudinal de la valoración. El propio procedimiento condiciona tiempos, entrevistas y demoras que rara vez son compatibles con la realidad del suicidio, mucho más aguda o subaguda, y por ello menos previsible. Muchas más dificultades se darán en personas en las que la suicidabilidad es crónica, como trastornos depresivos persistentes, distimias graves o trastorno de la personalidad con alto riesgo de paso al acto. En esos casos, parece aconsejable empeñarse en una buena valoración del resto de los requisitos.

4.5. Vulnerabilidad estructural

Para referirnos a la vulnerabilidad estructural, utilizaremos el concepto que refleja el *Final Report Of the Expert Panel on MAID AND MENTAL ILLNESS*:

> La vulnerabilidad estructural hace referencia al impacto de la interacción de las características demográficos (sexo, género, estatus socioeconómico, raza o etnia, sexualidad, ubicación institucional) con la posición, asumida o atribuida, en el ámbito social, cultural y político (incluyendo normalización, credibilidad y designación de a quien se va a proporcionar cuidado). En un contexto de asistencia sanitaria, la vulnerabilidad requiere reflexionar sobre la influencia que estas fuerzas pueden ejercer "limitando el ejercicio de la toma de decisión y las opciones de vida", y el impacto que estas últimas, a su vez, tienen en los resultados de salud[2].

Los pacientes psiquiátricos más graves son los más afectados por esta realidad. Tienden a solicitar menos asistencia, a soportar más estigma y prejuicio (de violencia, por ejemplo), pueden ser victimizados, y deben soportar mayor riesgo de exclusión y marginación que la población general. Aun siendo esta la realidad (Rooney, et al., 2018), de nuevo no estamos hablando de una realidad generalizada entre personas con trastorno mental. La dificultad para discernir entre individuos y grupos vulnerables, o la dificultad para establecer qué grupos son vulnerables, supone una injusticia significativa, si la vulnerabilidad va a ser considerada como criterio de exclusión.

La vulnerabilidad estructural contribuye al sufrimiento y puede influir en la decisión de solicitar ayuda para morir. Es por ello por lo que la valoración de los elementos biográficos, la concurrencia de elementos atribuibles al estigma, los aspectos relativos al contexto, y la relación de la persona solicitante con dicho contexto, son imprescindibles. Valorar, ponderar el peso que tienen en la decisión, sí, sin duda, pero también establecer si existen o no cursos de acción posibles para aliviar la carga que todos estos elementos suponen. Un aspecto que, de nuevo, no diferencia las personas con y sin trastorno mental.

---

[2] Traducción de la autora.

5. Comentarios finales

La Ley de regulación de la eutanasia española no excluye ningún grupo de pacientes de la prestación de ayuda para morir, tampoco a las personas con trastorno mental. Su aplicación en estas personas, teniendo en cuenta los criterios establecidos, resulta muy restrictiva, principalmente porque, estando fuera del supuesto de terminalidad, se requiere una afectación en la funcionalidad («…limitaciones que inciden directamente sobre la autonomía física y actividades de la vida diaria, de manera que no permite valerse por sí mismo…») que rara vez puede observarse en pacientes con trastorno mental, sin la concurrencia de otras patologías, o que en los casos de mayor gravedad se acompaña de un deterioro generalizado que también afecta a aspectos cognitivos/emocionales y por ello a la capacidad.

No obstante, y en el hipotético supuesto de que esta afectación funcional se produjera, su aplicación resulta controvertida por otros muchos elementos. Las dificultades observadas, que se detallan en múltiples estudios y que aquí solo hemos podido resumir, hacen razonable algunas precauciones que deben ser tenidas en cuenta y que se enumeran a continuación como síntesis del trabajo:

- Aunque la capacidad no pueda ponerse en duda, la prestación requiere una evaluación específica de su idoneidad. Sería deseable un protocolo de valoración de la capacidad que contemplara las especificidades de la decisión de recibir ayuda médica para morir.
- Asimismo, debería trabajarse en una guía de los elementos a considerar como propios de un trastorno irreversible en psiquiatría, que orientaran a los profesionales, y las medidas a aportar para garantizar la disponibilidad a tratamientos fiables y necesario. Que la valoración fuera hecha por un especialista parece inexcusable, pero no sería excesivo que ambos profesionales implicados en la evaluación lo fueran, y que se hubieran formado específicamente.
- El sufrimiento intolerable requiere un abordaje narrativo y conocimientos acerca de las dimensiones en que se presenta. De nuevo la formación parece imprescindible, como lo es el estudio de la relación entre la solicitud de eutanasia y suicidio asistido y la presencia de sufrimiento.
- Parece necesario incorporar la consideración de los elementos de vulnerabilidad estructural, y si existen cursos de acción que minimicen su influencia en la toma de decisiones que puedan resultar de utilidad.

No son aspectos exclusivos de los pacientes con trastorno mental, probablemente no podemos considerar justa una discriminación de acceso a las personas con trastorno mental por elementos que pueden identificarse en muchas otras personas, pero sí es una medida de prudencia y de excelencia desarrollar todos los cursos de acción que aseguren que la prestación responde a una decisión autónoma que cumple los criterios legales establecidos.

Procurar ayudar a bien morir no es algo que se haga desde ninguna soberanía, sino desde el más auténtico espíritu de la cura. Como médicos heridos debemos intentar ayudar a los demás, incluso a morir. Lo que cuenta es sin duda la significación del gesto (…) ni eutanasia ni suicidio son ofensas, sino amparo y cuidado desesperados.

Josep María Esquirol. *Humano, más humano.*

Tabla 1. Sufrimiento intolerable. Dimensiones

1. Sufrimiento médico
   a. Síntomas físicos
   b. Síntomas cognitivos
   c. Síntomas psiquiátricos
   d. Efectos del tratamiento
   e. Deterioro
2. Sufrimiento psicoemocional
   a. Pérdida del self
   b. Sentimientos negativos
   c. Miedo a un futuro sufrimiento
   d. Dependencia
   e. Pérdida de autonomía
   f. Estar exhausto
3. Sufrimiento social
   a. Pérdida del estatus social (rol, significado)
   b. Problemas de comunicación
   c. Institucionalización
   d. Calidad de cuidados
   e. Vivencia de ser una carga para otros
   f. Soledad
   g. Aspectos Biográficos
4. Sufrimiento existencial
   a. Pérdida de actividades placenteras o significativas
   b. Desesperanza
   c. Pérdida de sentido

Fuente: Modificada de Dees et al. (2011)

REFERENCIAS BIBLIOGRÁFICAS

Balaguer, A., Monforte-Royo, C., Porta-Sales, J., Alonso-Babarro, A., Altisent, R., Aradilla-Herrero, A., et al. (2016). An International Consensus Definition of the Wish to Hasten Death and Its Related Factors. *PLoS One, 11*(1), e0146184. Recuperado, el 10 de junio de 2024, de https://doi.org/10.1371/journal.pone.0146184

Calati, R., Olié, E., Dassa, D., Gramaglia, C., Guillaume, S., Madeddu, F., & Courtet, P. (2021). Euthanasia and assisted suicide in psychiatric patients: A systematic review of the literature. *J Psychiatr Res,* 135,153-73. Recuperado, el 10 de junio de 2024, de https://doi.org/10.1016/j.jpsychires.2020.12.006

Carpiniello, B. (2020). *Euthanasia and assisted suicide for people with mental disorders: Controversies and concerns. Newsletter of EPA Council of NPAs,* (9). Recuperado, el 17 de abril de 2020, de https://www.europsy.net/interact-newsletter/

Cassell EJ. (1982). The nature of suffering and the goals of medicine. *N Engl J Med, 306*(11), 639-45. Recuperado, el 10 de junio de, https://doi.org/10.1056/10.1056/NEJM198203183061104

Couceiro, A. (2004). El enfermo terminal y las decisiones en torno al final de la vida. En A. Couceiro (ed.), *Ética en cuidados paliativos* (pp. 263-306), Madrid: Triacastela.

Dees, M. K., Varnooij-Dassen, M. J., Dekkers, W. J., Visswers, K. C. & Van Weel, C. (2011) «Unbearable suffering»: a qualitative study on the perspective of patients who request assistance in dying. *J Med Ethics*, 37, 727-734. Recuperado, el 10 de junio de 2024, de https://doi.org/10.1136/jme.2011.045492

Health Canada. (2022). Final report of the expert panel on MAID and mental illness. Minister of Health. Recuperado, el 10 de junio de 2024, de bit.ly/4cboAGG

Comisiones Regionales de Verificación de la Eutanasia (RTE). (2020-2023). Informes anuales 2019-2023. Ámsterdam. Recuperado, el 17 de marzo de 2024, de https://english.euthanasiecommissie.nl/

Kim, S. Y. H., De Vries, R. G., Peteet, J. R. (2016). Euthanasia and assisted suicide of patients with psychiatric disorder in the Netherlands 2011 to 2014. *JAMA Psychiatry,* 73(49),362-368.

Kim, S. Y. H., Conwell, Y. & Caine, E. D. (2018). Suicide and physician-assisted death for persons with psychiatric disorders how much overlap? *JAMA Psychiatry,* 75(11),1099-1100.

Lengvenyte, A., Strumila, R., Courtet, P., Kim, S. Y. H. & Olié, E. (2020). "Nothing Hurts Less Than Being Dead": Psychological Pain in Case Descriptions of Psychiatric Euthanasia and Assisted Suicide from the Netherlands. *Can J Psychiatry, 65*(9), 612-620. Recuperado, el 10 de marzo de 2024, de https://journals.sagepub.com/doi/10.1177/0706743720931237

Ley Orgánica 3/2021, de 24 de marzo, de regulación de la eutanasia. (2021). *Boletín Oficial del Estado* (núm. 72, 25 de marzo de 2021). Recuperado, el 17 de marzo de 2024, de https://www.boe.es/buscar/act.php?id=BOE-A-2021-4628

Ley Orgánica 8/2021, de 2 de junio, por la que se reforma la legislación civil y procesal para el apoyo a las personas con discapacidad en el ejercicio de su capacidad jurídica. (2021). *Boletín Oficial del Estado* (núm. 132, 3 de junio de 2021). Recuperado, el 17 de marzo de 2024, de https://www.boe.es/buscar/act.php?id=BOE-A-2021-9233

McCormak, R. & Price, A. (2014). Psychiatric review should be mandatory for patients requesting assisted suicide. *Gen Hosp Psych, 36,*7-8.

Medrano, J. & Uriarte J.J. (2022). Eutanasia y enfermedad mental: el problema del sufrimiento. *Folia Humanística 8* (2) 37-49. Recuperado, el 10 de junio de 2024, de https://doi.org/10.30860/0091.

Monforte-Royo, C., Villavicencio-Chávez, C., Tomás-Sábado, J., Mahtani-Chugani, V. & Balaguer, A. (2012). What lies behind the wish to hasten death? A systematic review and meta-ethnography from the perspective of patients. *PLoS One, 7*(5),e37117. Recuperado, el 10 de junio de 2024, de https://doi.org/10.1371/journal.pone.0037117.

Morera, B., Cruz, M. C. & Barrena, A. (2022). Las dimensiones del sufrimiento y su evaluación ante el deseo de adelantar la muerte. *AMF, 18*(5), 291-296.

Nicolini. ME., Kim, S. Y. H., Churchill, M. E. N & Gastmans, C. (2020). Should euthanasia and assisted suicide for psychiatric disorders be permitted? A systematic review of reasons. *Psychol Med, 50*(8),1241-56. Recuperado, el 10 de junio de 2024, de https://doi.org/10.1017/S0033291720001543.

Pifarré, J., Esquerda, M., Torralba, F., Bátiz, J. & Bofarull, M. (2024). Persons with mental disorders and assisted dying practices in Spain: in response to Ramos et al. *Int J Law Psychiatr, 94,*101980. Recuperado, el 10 de junio de 2024, de https://doi.org/10.1016/j.ijlp.2024.101980.

Ramos-Pozón, S., Térribas-Sala, N., Falcó-Pegueroles, A. & Román-Maestre, B. (2023). Persons with mental disorders and assisted dying practices in Spain: An overview. *Int J Law Psychiatr, 87,*101871. Recuperado, el 10 de junio de 2024, de https://doi.org/10.1016/j.ijlp.2023.101871.

Rooney, M., Schuklenk, U. & Van de Vathorst, S. (2018). Are concerns about irremediableness, vulnerability or competence sufficient to justify excluding all psychiatric patients from medical aid in dying. *Health Care Anal,* 26,326-343.

Sheehan, K., Sonu Gaid, K. & Downar, J. (2017). Medical assistance in dying: special issues for patients with mental health. *Curr Opin Psychiat, 30*(1),26-30.

Sociedad Española de Psiquiatría. (2021). *Eutanasia y enfermedad mental: Posicionamiento de la Sociedad Española de Psiquiatría sobre la «Proposición de Ley orgánica sobre la regulación de la eutanasia».* Recuperado, el 10 de junio de 2024, de http://www.sepsiq.org/file/Grupos%20de%20trabajo/SEP-Posicionamiento%20Eutanasia%20y%20enfermedad%20mental-2021-02-03(1).pdf van Veen, S. M. P., Ruissen, A. M. & Widdershoven, G. A. M. (2020). Irremediable psychiatric suffering in the context of physician-assisted death: a scoping review of arguments. *Can J Psychiat, 65*(9),593-603. Recuperado, el 10 de junio de 2024, de https.//doi.org/10.1177/076743720923072

van Veen, S. M. P., Widdershoven, G. A. M., Beekman, A. T. F. & Evans, N. (2022). Physician Assisted Death for Psychiatric Suffering: Experiences in the Netherlands. *Front. Psychiatry, 13*,895387. Recuperado, el 10 de junio de 2024, de https://doi.org/10.3389/fpsyt.2022.895387

DIGITALIZACIÓN Y SALUD MENTAL

César Morcillo Sierra
Sanitas

1. INTRODUCCIÓN

Las soluciones digitales son útiles para enfermedades crónicas como los trastornos de salud mental, donde la atención sanitaria tradicional no puede satisfacer todas las necesidades y se requiere un cambio de comportamiento para una gestión integral de estas enfermedades (Balcombe y De Leo, 2021).

2. SALUD MENTAL EN LA ERA DIGITAL: NAVEGANDO LOS DESAFÍOS Y OPORTUNIDADES

En la era digital, donde la tecnología permea prácticamente todos los aspectos de nuestra vida, la salud mental se encuentra en un punto crucial. Si bien la tecnología ha brindado innumerables beneficios, también ha traído consigo nuevos desafíos que afectan nuestra salud mental de maneras complejas y diversas. Es fundamental comprender cómo la interacción con la tecnología influye en nuestra salud mental y cómo podemos navegar estos desafíos de manera efectiva.

2.1. Los desafíos

- Sobreexposición y adicción: El constante acceso a dispositivos digitales y redes sociales puede llevar a una sobreexposición perjudicial. La adicción a la tecnología, especialmente a las redes sociales y los videojuegos, puede resultar en problemas de salud mental como la ansiedad, la depresión y la falta de sueño.
- Comparación constante: Las redes sociales pueden alimentar sentimientos de insatisfacción al fomentar la comparación constante con los demás. Las vidas aparentemente perfectas que se muestran en las plataformas sociales pueden provocar envidia y disminuir la autoestima.
- Aislamiento social: Aunque la tecnología nos conecta con personas de todo el mundo, también puede conducir al aislamiento social. Pasar demasiado tiempo frente a las pantallas puede disminuir las interacciones sociales cara a cara, lo que es esencial para mantener una buena salud mental.
- Desinformación y ansiedad: El acceso ilimitado a información en línea puede provocar ansiedad y confusión, especialmente cuando se trata de información relacionada con la salud mental. La desinformación y los mensajes alarmantes pueden exacerbar los síntomas de quienes ya padecen trastornos de ansiedad o depresión.

2.2. Las oportunidades

- Acceso a recursos de salud mental: Internet ha ampliado el acceso a recursos de salud mental, como aplicaciones de meditación, terapia en línea y grupos de apoyo virtuales. Estos recursos pueden ser útiles para aquellos que no tienen acceso a servicios tradicionales de salud mental.
- Conciencia y educación: Las redes sociales y otros medios digitales pueden utilizarse como plataformas para aumentar la conciencia sobre la salud mental y desestigmatizar los trastornos mentales. Las personas pueden compartir sus historias y experiencias, lo que fomenta la empatía y la comprensión.
- Tecnología para el bienestar: Existen numerosas aplicaciones y dispositivos diseñados para promover el bienestar mental, como rastreadores de estado de ánimo, recordatorios de respiración y programas de entrenamiento en habilidades de afrontamiento. Estas herramientas pueden ayudar a las personas a gestionar el estrés y mejorar su salud mental en general.

- Conexión y apoyo: A pesar de los riesgos de aislamiento, la tecnología también puede facilitar la conexión con amigos, familiares y comunidades de apoyo. Las plataformas en línea pueden ser especialmente beneficiosas para aquellos que tienen dificultades para socializar en persona, debido a la ansiedad u otros problemas de salud mental.

En conclusión, la salud mental en la era digital presenta tanto desafíos como oportunidades. Es fundamental encontrar un equilibrio saludable en nuestra relación con la tecnología, aprovechando sus beneficios mientras mitigamos sus impactos negativos en nuestra salud mental. La conciencia, la educación y el uso consciente de la tecnología son clave para promover el bienestar mental en un mundo cada vez más digitalizado.

3. SALUD MENTAL Y MEDICINA DIGITAL: UNA ALIANZA TRANSFORMADORA

En la intersección entre la salud mental y la tecnología digital, emerge una nueva era en la atención médica: la medicina digital. Este matrimonio entre la atención médica y la tecnología ha promovido avances significativos en la forma en que abordamos y tratamos los trastornos mentales. La medicina digital ofrece una variedad de herramientas y recursos innovadores que están cambiando la forma en que entendemos, diagnosticamos y tratamos los problemas de salud mental.

4. SOLUCIONES DE MEDICINA DIGITAL EN SALUD MENTAL

Se definen tres tipos de soluciones de salud digital, en función de su uso (*Digital Therapeutics Alliance*):

- Prevención: con gestión del estilo de vida e intervenciones para retrasar el desarrollo de estas enfermedades crónicas.
- Gestión: ayudar a las poblaciones de pacientes a gestionar eficazmente sus enfermedades mediante la captura de síntomas y la mejora de la adherencia a los tratamientos, como portales web conectados a dispositivos portátiles. Se podrían proporcionar recomendaciones en tiempo real y mensajes de asesoramiento educativo basados en los valores de actividad y estado de ánimo capturados en las aplicaciones y sensores de los pacientes.
- Tratamiento: trabajando de forma independiente o en conjunto con tratamientos farmacológicos, existen soluciones de terapia

cognitivo-conductual digitales dirigidas a la salud mental y los trastornos del comportamiento.

Los casos de uso más destacados en salud mental son:

4.1. Telepsiquiatría y consultas digitales

La telepsiquiatría, o consultas psiquiátricas en línea, es una de las aplicaciones más destacadas de la medicina digital en el campo de la salud mental. Esta modalidad de atención permite a los pacientes acceder a servicios de salud mental desde la comodidad de sus hogares, eliminando las barreras geográficas y aumentando la accesibilidad a la atención. Además, la telepsiquiatría ha demostrado ser efectiva en la entrega de terapia cognitivo-conductual, terapia de exposición virtual y otras intervenciones basadas en la evidencia (Morcillo y Aroca, 2021).

4.2. Aplicaciones y plataformas de salud mental

El auge de las aplicaciones y plataformas de salud mental ha democratizado el acceso a herramientas de autoayuda y autocuidado. Además, muchas de estas aplicaciones utilizan algoritmos inteligentes para personalizar la experiencia del usuario y ofrecer recomendaciones adaptadas a las necesidades individuales. Estas aplicaciones ofrecen una variedad de recursos, como meditaciones guiadas, técnicas de respiración, seguimiento del estado de ánimo y ejercicios de mindfulness, que pueden ayudar a las personas a manejar el estrés, la ansiedad y la depresión en su vida diaria. Otras terapias similares, como la terapia cognitivo-conductual, se prestan a la implementación digital. De hecho, el *National Institute for Health and Care Excellence* (NICE) ha recomendado ocho terapias habilitadas digitalmente para tratar la depresión y la ansiedad en adultos. *Space from Depression*, por ejemplo, se ha evaluado en la práctica y tiene el potencial de liberar tiempo del personal, mejorando potencialmente los tiempos de espera y el acceso a la atención. Deprexis afirma ser el programa de terapia digital para la depresión más investigado del mundo, según lo respalda la evidencia de 11 ensayos controlados aleatorios (Orexo).

4.3. Monitorización y análisis de datos

La medicina digital también ha facilitado la monitorización y análisis de datos relacionados con la salud mental. Dispositivos portátiles, como smartwatches y pulseras de actividad, pueden rastrear signos vitales y patrones de sueño que pueden ser indicativos de problemas de salud mental, como la ansiedad o la depresión. Estos datos pueden ser analizados por profesionales de la salud para proporcionar una evaluación más completa del estado mental de un individuo y personalizar su plan de tratamiento (Morcillo, Marzal, Velázquez y Tomás, 2020). Otras soluciones valiosas utilizan algoritmos de inteligencia artificial para facilitar el diagnóstico temprano, empleando chatbots o biomarcadores digitales como el reconocimiento de voz o la medición del estrés mediante fotopletismografía remota desde un teléfono móvil (figura 1). Además, estas tecnologías permiten la terapia cognitivo-conductual digital y las intervenciones en tiempo real (Morcillo y González, 2020; Morcillo et al., 2021).

Figura 1: ejemplo de medición del estrés mediante fotopletismografía remota y telemonitorización con wearables

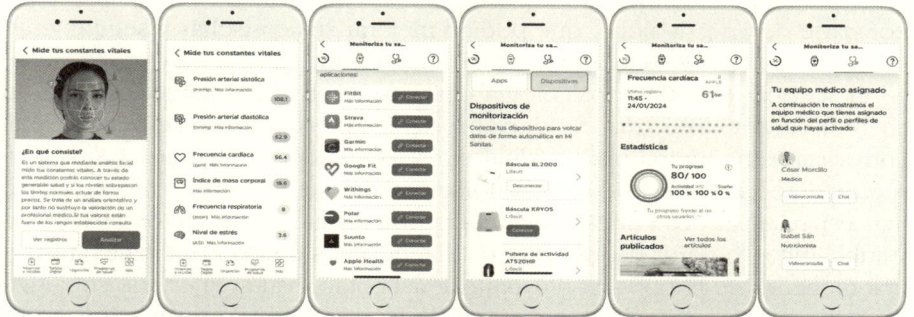

Fuente: Sanitas

4.4. Realidad virtual y terapia de exposición

La realidad virtual ha emergido como una herramienta prometedora en el tratamiento de trastornos de ansiedad, fobias y trastorno de estrés postraumático. La terapia de exposición virtual utiliza entornos virtuales inmersivos para simular situaciones temidas, permitiendo a los pacientes enfrentar gradualmente sus miedos en un entorno controlado y seguro. Esta forma de tratamiento ha demostrado ser efectiva y puede superar las limitaciones de la terapia de exposición tradicional. Al mismo tiempo, las soluciones

175

digitales que incorporan juegos o experiencias basadas en realidad virtual, como una extensión de las intervenciones conductuales digitales, han mostrado resultados positivos (Torres et al., 2023; Lord et al., 2021).

5. PROGRAMA DIGITAL DE SALUD MENTAL *CUIDA TU MENTE*: UN EJEMPLO DE ÉXITO

Sanitas ha creado un servicio digital de psicología llamado *Cuida tu mente* para ayudar a los pacientes a abordar las áreas de prevención, gestión y tratamiento de su salud mental y emocional. Todo a través de una aplicación móvil, los pacientes pueden completar una evaluación psicológica online a través de un bot, acceder a contenidos digitales para trabajar su estado de ánimo de forma personalizada y realizar un seguimiento con su psicólogo si es necesario (Morcillo et al., 2023).

El servicio de psicología digital se ofreció a partir del año 2023 a los clientes de Sanitas en España que querían prevenir y promover su bienestar emocional, siempre con la opción de realizar una videoconsulta con un psicólogo, y también a clientes que requerían tratamiento psicológico por parte de un psicólogo, que podían mejorar sus consultas y seguimiento digital con contenidos adaptados a su diagnóstico.

El servicio digital de psicología comienza con una interacción con un chatbot para realizar una evaluación psicológica (figura 2). Se trata de una entrevista estructurada para evaluar el estado emocional actual de una persona y detectar la necesidad de valoración/intervención por parte de uno o más especialistas. La entrevista valora la objetividad de los síntomas clínicos y subclínicos, a partir de los criterios diagnósticos de los principales trastornos mentales de la población española, así como evalúa el estado subjetivo de bienestar emocional. El propósito de la entrevista de evaluación no es diagnóstico; su finalidad es valorar el estado emocional, y cuando se detecta algún motivo de consulta deriva al paciente al especialista más adecuado en función de las respuestas dadas.

En función del resultado de la evaluación de salud mental, el paciente puede acceder a contenidos digitales autoconsumibles para trabajar objetivos específicos, acompañado de un psicólogo si es necesario, o el sistema le recomienda concertar una cita de consulta por vídeo o presencial con un profesional que guía al paciente a través del proceso (figura 3).

Figura 2. Ejemplo de bot evaluador de síntomas de salud mental

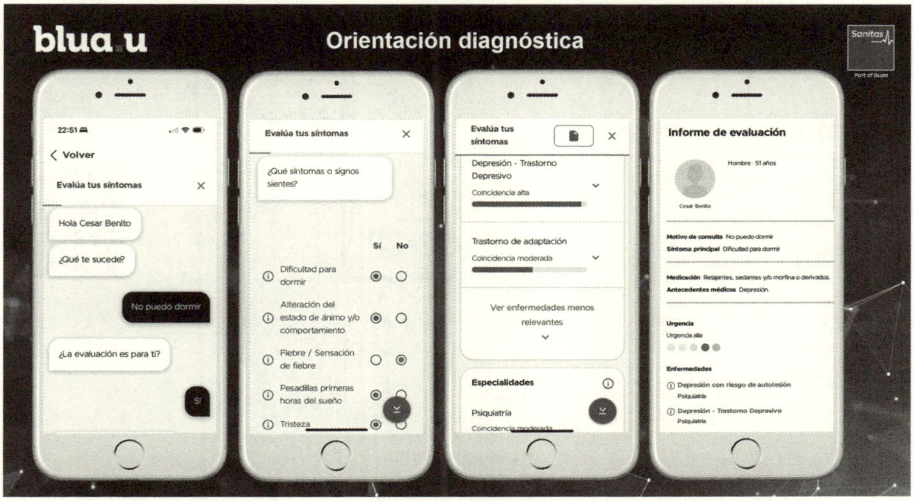

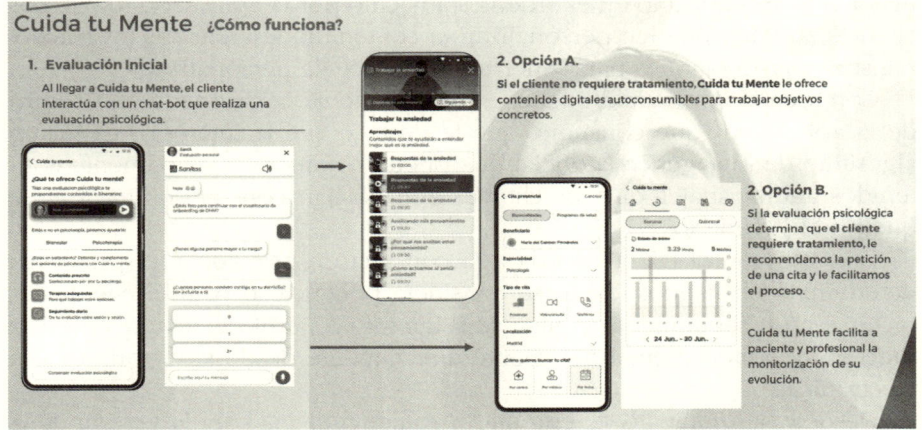

Fuente: Sanitas

Figura 3. Funcionamiento del programa digital *Cuida tu Mente*

Fuente: Sanitas

La biblioteca de contenidos digitales se divide en contenidos de bienestar y terapias digitales. El contenido de bienestar tiene tres áreas: 1) gestión emocional (estrés, tristeza, ansiedad y pensamientos negativos) y relajación (mindfulness y técnicas de relajación), 2) hábitos de vida saludables (dieta, ejercicio y sueño), y 3) bienestar relacional (relaciones sociales y de pareja) (Figura 4).

Figura 4: Contenidos digitales del programa Cuida tu Mente

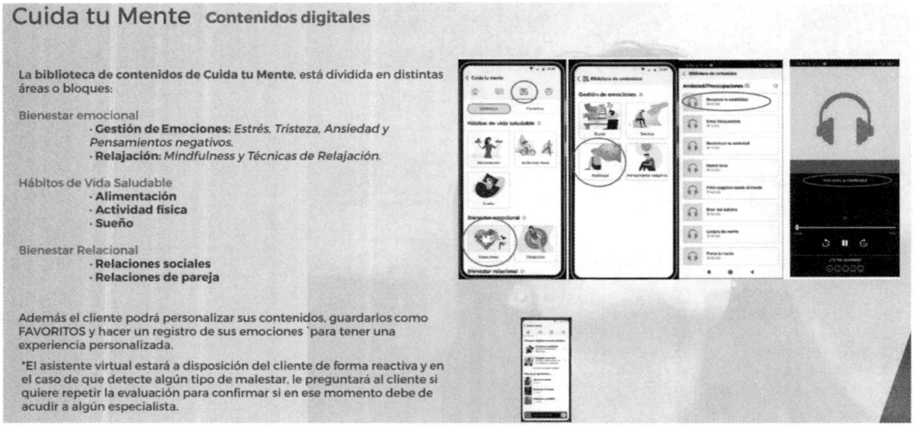

Fuente: Sanitas

Las terapias digitales consisten en una serie de 13 materiales audiovisuales cortos diseñados para ayudar a los clientes a detectar, comprender y gestionar las emociones en su vida diaria. Los clientes pueden consumir los materiales uno por uno en el orden establecido por la aplicación móvil. Los clientes también pueden personalizar su contenido, guardar sus favoritos y registrar sus emociones para tener una experiencia personalizada.

Con toda la información del cliente, incluido su comportamiento dentro de la aplicación (qué consume, qué le gusta y qué le interesa), existe un algoritmo de inteligencia artificial que puede recomendar diariamente contenidos audiovisuales que los clientes aún no han consumido y que cree que puede ayudarlos.

Una vez que el cliente acuda a la consulta de psicología, el psicólogo determinará el diagnóstico. Si se considera beneficioso para el cliente someterse a un seguimiento digital, se asignará un perfil de seguimiento basado en el estado mental del cliente directamente desde la historia clínica electrónica.

Desde el lanzamiento de esta nueva solución digital para la gestión de la salud mental más de 70.000 clientes se han apuntado voluntariamente al programa. Tras completar los cuestionarios de salud mental del bot, el algoritmo ha determinado que más del 90 % presentaba síntomas. De estas personas, más de 3.000 han recibido tratamiento de consulta digital por parte del equipo de psicología, lo que les permitió un tratamiento digital personalizado.

Es importante señalar que la solución ha sido desarrollada y utilizada exclusivamente para personas mayores de edad, a pesar de existir amplia literatura sobre soluciones similares para menores (Williams y Pykett, 2020).

El servicio digital de psicología ha ayudado a los pacientes a cuidar su salud mental y emocional basándose en cuatro pilares:

1. Enfoque diagnóstico: ayudarles a comprenderse mejor a sí mismos, conocer sus inquietudes y tomar conciencia de su entorno.
2. Terapias digitales: proporcionando contenidos personalizados (videos, audios y material de lectura) para potenciar su bienestar mental y emocional.
3. Acompañamiento: permitirles registrar sus emociones, actividad física y patrones de sueño para apoyar la prevención y el tratamiento.
4. Apoyo profesional: otorgar acceso a psicólogos a través de video o consultas presenciales cuando sea necesario. Todo ello en línea con la recomendación de NICE de que las terapias habilitadas digitalmente deben administrarse con el apoyo de un médico o terapeuta, incluido el seguimiento regular y la gestión de la seguridad y el progreso del paciente (*National Institute for Health and Care Excellence*).

En conclusión, este servicio digital de psicología digital ha facilitado una rápida autoevaluación psicológica, la detección temprana de problemas de salud mental y, en caso necesario, la asistencia inmediata a través de material audiovisual, conversaciones con chatbots y consultas online con psicólogos.

6. BENEFICIOS Y LIMITACIONES DE LA SALUD DIGITAL

La salud digital aporta beneficios a los pacientes, los proveedores y los sistemas de salud, los responsables políticos, los pagadores y al planeta (Khirasaria, Singh y Batta, 2020).

Para los pacientes, la salud digital ofrece empoderamiento de varias maneras: monitorizar y autogestionar su salud, acceder a terapias clínicamente efectivas y seguras, mejorar la adherencia al tratamiento, superar el acceso limitado a la terapia, recibir actualizaciones sobre los resultados a través de un monitorización regular, mejorar la experiencia del paciente, recibir atención en un entorno más conveniente (como en el hogar), reduciendo el número de intervenciones cara a cara, aumentando el acceso para las poblaciones desatendidas y permitiendo una atención más predictiva, preventiva, personalizada y participativa.

Los proveedores y los sistemas de salud también se benefician de la salud digital. Obtienen un mayor acceso a nuevas opciones de tratamiento para pacientes con necesidades insatisfechas, mejor cumplimiento y resultados de los pacientes, al tiempo que liberan capacidad del sistema de salud mediante la prescripción de terapias de autocuidado clínicamente probadas, permiten una gestión inteligente de la atención basada en datos y apoyo a las decisiones clínicas, sirven a un mayor número de pacientes de manera más efectiva y a un menor costo, e integrar datos con los sistemas de prestación de atención médica, incluida la participación del paciente y la respuesta a la terapia.

De manera similar, los responsables políticos y pagadores de servicios de salud encuentran valor en la salud digital. Estas soluciones mejoran los resultados económicos clínicos y de salud, particularmente para poblaciones de pacientes con trastornos crónicos y grandes necesidades insatisfechas. Disminuyen los costos sanitarios generales de las intervenciones médicas y permiten nuevos modelos de atención, como la atención basada en valores y la gestión de la salud de la población.

La salud digital también mejora la salud del planeta y a su vez la salud de las personas. Las consultas digitales reducen la huella de carbono al evitar desplazamientos al hospital (figura 5), al igual que el acceso digital a informes médicos, que evita su impresión en papel (Morcillo, Aroca, Cummings, Jiménez y Tomás, 2022).

Figura 5. Impacto medioambiental de la consulta digital

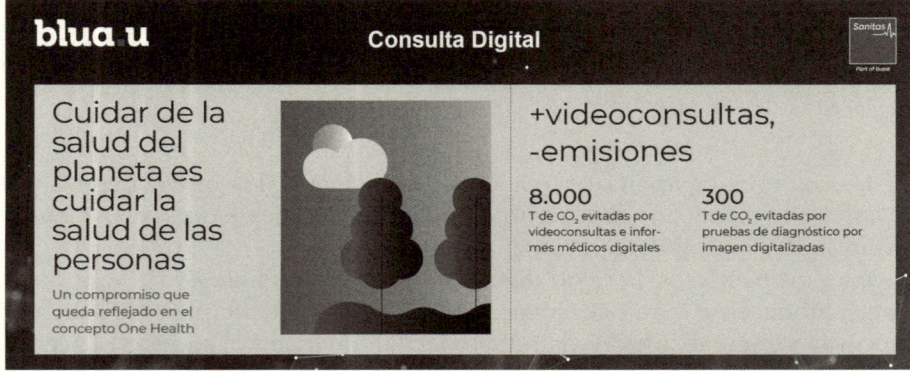

Fuente: Sanitas

Además, específicamente, las terapias digitales proporcionan evidencia de la eficacia para el tratamiento de la depresión y la ansiedad y un enfoque alternativo para que las personas busquen ayuda de una manera que se ajuste mejor a sus necesidades personales, ofreciendo flexibilidad en términos del momento y la ubicación del tratamiento (Moshe et al., 2021).

Sin embargo, es importante reconocer las limitaciones de estas soluciones digitales. La calidad de la atención virtual depende de factores específicos del paciente, incluidas circunstancias que pueden dificultar la atención adecuada a través de la telemedicina u otras soluciones digitales, como dificultades auditivas o visuales, deterioro cognitivo, casos graves de enfermedad mental, dificultades de aprendizaje o lenguaje, o falta de habilidades digitales o acceso a la tecnología (Williams et al., 2020).

7. DESAFÍOS Y CONSIDERACIONES ÉTICAS

A pesar de los numerosos beneficios de la medicina digital en el campo de la salud mental, existen desafíos y consideraciones éticas que deben abordarse. Estos incluyen preocupaciones sobre la privacidad y seguridad de los datos, la calidad y efectividad de las aplicaciones de salud mental, así como la accesibilidad equitativa a estas tecnologías para todos los grupos de población.

En conclusión, la medicina digital está transformando la forma en que abordamos y tratamos los trastornos mentales. Desde la telepsiquiatría hasta las aplicaciones de salud mental y la realidad virtual, estas innovaciones ofrecen nuevas formas de apoyo y tratamiento para aquellos que luchan con su bienestar mental. Sin embargo, es importante abordar los desafíos y consideraciones éticas para garantizar que la medicina digital sea segura, efectiva y accesible para todos.

REFERENCIAS BIBLIOGRÁFICAS

Balcombe, L., & De Leo, D. (2021). Digital Mental Health Challenges and the Horizon Ahead for Solutions. *JMIR Ment Health*, *8*(3), e26811

Digital Therapeutics Alliance. (n.d.). Understanding Dtx: A new category of medicine. *Digital Therapeutics Alliance*. Recuperado, el 11 de junio de 2024, de https://dtxalliance.org/understanding-dtx.

Khirasaria, R., Singh, V., & Batta, A. (2020). Exploring digital therapeutics: The next paradigm of modern health-care industry. *Perspect Clin Res*, *11*(2), 54–8.

Lord S. E., Campbell, A. N. C., Brunette, M. F., Cubillos, L., Bartels, S. M., Torrey, W. C., Olson, A. L., Chapman, S. H., Batsis, J. A., Polsky, D., Nunes, E. V., Seavey, K. M., Marsch, L. A. (2021). Workshop on Implementation Science and Digital Therapeutics for Behavioral Health. *JMIR Ment Health*, *8*(1), e17662.

Morcillo, C., Aroca, A. (2021). Teleconsulta y videoconsulta ¿para siempre? *Med Clin (Barc)*, 158, 122-124.

Morcillo, C., Aroca, A., Cummings, C. M., Jiménez, A., Tomás, J. F. (2022). Impact on the reduction of CO_2 emissions due to the use of telemedicine. *Sci Rep*, 12, 12507.

Morcillo, C., Bajat, S., Tizón, D., Sainz, I., Jerónimo, J., & Tomás, J. F. (2023). Impact of a Digitally Enabled Therapy to Treat Depression and Anxiety in Adults. *Telemed E-Health*, *4*(3).

Morcillo, C., & González, J. L. (2020). New digital healthcare technologies. *Med Clin (Barc)*, *154*(7), 257-9.

Morcillo, C., Marzal, D., Velázquez, J., & Tomás, J. F. (2020). Remote Monitoring of Patients with COVID-19 after Hospital Discharge with Connected Health Platform: Outcomes and Quality of Life. *J Int Cardiol Open Access*, *3*(5), 2-5.

Morcillo, C., Tizon, D., Bajat, S., Aroca, A., Gutiérrez, S., Marzal, D., & Tomás, J. F. (2021). Utility of SanIA Chatbot to Maintain Continuity of Care and Psychological Support During COVID-19 Pandemic. *Biomed J Sci & Tech Res, 33*(5).

Moshe, I., Terhorst, Y., Philippi, P., Domhardt, M., Cuijpers, P., Cristea, I., Pulkki-Raback, L., Baumeister, H., & Sander, L. B. (2021) Digital interventions for the treatment of depression: A meta-analytic review. *Psychol Bull*, *147*(8), 749-786.

National Institute for Health and Care Excellence (NICE). (2023, March 1). Eight digitally enabled therapies to treat depression and anxiety in adults conditionally recommended by NICE. Recuperado, el 11 de junio de 2024, de https://www.nice.org.uk/news/article/eight-digitally-enabled-therapies-to-treat-depression-and-anxiety-in-adults-conditionally-recommended-by-nice

National Institute for Health and Care Excellence (NICE). (2024, February 12). Digitally enabled therapies for adults with depression: Early value assessment. *NICE*. Recuperado, el 11 de junio de 2024, de https://www.nice.org.uk/guidance/hte8

Orexo. (n.d.). Deprexis – mild to severe symptoms of depression. *deprexis*. Recuperado, el 11 de junio de 2024, de https://deprexis.com/

Torres, A., Morcillo, C., Argilés, M., González, L., Abad, A., & Ramos, J. A. (2023). Efficacy of a Virtual Reality Intervention for Reducing Anxiety, Depression, and Increasing Disease Coping in Patients with Breast Cancer Before Their First Chemotherapy Dose. Cogn *Ther Res*. Advance online publication. https://doi.org/10.1007/s10608-023-10440-2

Williams, J. E., & Pykett, J. (2020). Mental health monitoring apps for depression and anxiety in children and young people: A scoping review and critical ecological analysis. *Soc Sci Med,* Mar, 297.

Williams, M. G., Stott, R., Bromwich, N., Bromwich, N., Oblak, S. K., Espie, C. A., & Rose, J. B. (2020). Determinants of and barriers to adoption of digital therapeutics for mental health at scale in the NHS. *BMJ Innovations*, 6, 92-8.

NUEVAS TECNOLOGÍAS Y SALUD MENTAL: UNA PERSPECTIVA BIOÉTICA

Ignacio Civeira Marín
Hospital Universitario Gregorio Marañon

1. SOCIEDAD

Para entender la interacción entre nuevas tecnologías y salud mental hay que tener una perspectiva amplia y global. Es fundamental realizar un profundo análisis del *terreno de juego* en el que se desarrolla dicha relación.

Vivimos en una sociedad en la que, con frecuencia, las personas dejamos de luchar por aspectos cotidianos, tangibles y reales. Nos centramos en tratar de dar rienda suelta al mundo de los deseos, muchos de ellos creados en base a conceptos ideales impuestos por modas o falsos referentes.

La autonomía del individuo se ha visto claramente mermada debido a la tendencia a huir de las responsabilidades propias, externalizando las soluciones.

El concepto del deber ha quedado denostado en favor de la búsqueda incansable e insaciable del placer. Vivimos bajo el yugo de los refuerzos aleatorios, controlados por procesos digitales que acaban siendo imanes motivacionales, ajenos a la voluntad del propio individuo.

El famoso sentido común, crítico, objetivable, a veces edulcorado por el maravilloso toque creativo de la opinión personal, ha sido desterrado por el *sentido digital*.

Sólo existe *el blanco o el negro*, limitando el espectro de actuación notablemente por negar el desarrollo de la tan necesaria *escala de grises* que dotaría de equilibrio a gran parte de la toma de decisiones y posicionamientos que la vida nos plantea.

2. Nuevas tecnologías

Las nuevas tecnologías son aquellas corrientes que están marcando cambios a nivel social, en el modelo industrial y en la economía global. Son un conjunto de tecnologías de temprana creación o desarrollo que forman parte de la denominada *revolución digital.*

Vivir en el siglo XXI es formar parte de un mundo en el que la tecnología tiene un papel protagonista. Como herramienta nos permiten alcanzar metas insospechadas, sin embargo, cada vez tenemos más datos que indican que es un arma de doble filo.

Un uso inadecuado puede generar adicción, neurotoxicidad y enfermedad. Las condiciones asociadas a la pandemia COVID-19 han puesto de manifiesto la evidente problemática y las consecuencias en la salud mental y física, derivadas de un uso excesivo de los medios tecnológicos en población vulnerable.

Los mecanismos de acción son:

1. Secuestra al sujeto del mundo real, en especial de las relaciones interpersonales *cara a cara*, y de la exploración del mundo circundante.
2. Empeora la funcionalidad del sujeto en el ejercicio de la libertad.
3. Pérdida de felicidad/calidad de vida.
4. Muchos contenidos inadecuados se asocian con el conflicto y la violencia.

La población juvenil usa mayoritariamente los videojuegos y las redes sociales:

- Los videojuegos son programas de ordenador que, conectados a una pantalla o televisión, integran un sistema de vídeo y audio. A través de ese sistema el usuario puede vivir experiencias disfrutando de actividades que en la realidad no practicaría.
- Las redes sociales son estructuras formadas en Internet por personas u organizaciones que se conectan a partir de intereses o valores comunes. A través de ellas, se crean relaciones entre individuos o empresas de forma rápida, sin jerarquía o límites físicos. Han permitido que nuestra sociedad se puede autodenominar como una Aldea Global. En origen, el objetivo sería crear una estructura más justa, más humana y en esencia más conectada. Su rápido desarrollo impide ser conscientes y poder asimilar los múltiples cambios que las redes sociales están aportando a nivel colectivo e individual. La inmediatez, facilidad de acceso, la comodidad y la posibilidad de interaccionar desde el anonimato son los vehículos conductores más característicos de este medio tecnológico. Es fundamental destacar la nueva

génesis de información y conocimiento que tiene lugar en este medio tecnológico.

3. REALIDAD CLÍNICA

En los últimos diez años se han descrito en la literatura médica sujetos especialmente vulnerables en el uso de nuevas tecnologías, que tienen que ser objeto de estudio y de riguroso análisis.

Por características propias, la infancia y la adolescencia sería el período con mayor vulnerabilidad. Los múltiples cambios físicos y mentales que definen a estas etapas evolutivas hacen que las personas menores de edad sean el grupo poblacional con un mayor riesgo y predisposición en su interacción con las nuevas tecnologías.

El uso creciente en la escuela de sistemas de aprendizaje con video juegos y relaciones educativas, usando redes sociales, necesita analizar los riesgos y prevenir sus posibles consecuencias, priorizando un uso saludable de esta tecnología.

Desde el punto de vista de la salud, el uso de nuevas tecnologías en la escuela debería priorizar la salvaguardia de los procesos básicos a nivel pedagógico: comprensión lectora, la expresión verbal o el propio razonamiento abstracto.

Es fundamental evitar que el alumno asuma el medio tecnológico como herramienta, conceptualizando su uso como un complemento y no una necesidad.

Lograr equilibrio entre horas de uso de tecnología y actividad física, cuantificando el sedentarismo, el aumento de peso y una afectación directa en órganos tan relevantes como la vista (se han triplicado las tasas de miopía en este grupo poblacional).

En los alumnos con dificultad para el aprendizaje hay que individualizar su uso.

4. CONCLUSIÓN PRÁCTICA

1. Es necesario anticiparnos al uso inadecuado de video juegos y redes sociales, colaborando con la familia, el sistema educativo y sanitario.
2. Cada usuario necesita supervisión en la infancia y adolescencia.
3. Potenciar la individuación y madurez, con toma de decisiones basadas en la responsabilidad individual y/o grupal, es parte fundamental y prioritaria.

4. Las nuevas tecnologías son dispositivos generadores de placer inmediato, considerados como medios potencialmente adictivos.

5. Prevenir el retraso escolar, alteraciones emocionales (trastornos de afectividad y de conducta), va unido a un uso adecuado de tecnología en casa, en el colegio y en el acceso que los niños y adolescentes tienen en los diversos ciclos de la vida.

6. Los video-juegos y las redes sociales aportan facilidades en la vida diaria y en el desempeño de nuestras capacidades, y deben ser consideradas como un complemento muy válido, propio de nuestra sociedad actual.

7. Sus riesgos son: pérdida de hábitos saludables, desarrollo de expectativas y anhelos vitales poco realistas.

8. Proponemos en cada grupo humano: Dilucidar factores de riesgo (como la vulnerabilidad psicológica, el estrés, las familias disfuncionales y la presión social), señales de alarma (como la necesidad de acceder constantemente a las redes sociales, aunque ocasione un impacto negativo en el funcionamiento social, laboral o académico), y describir lo que debe considerarse como un uso adecuado de los medios tecnológicos. Es posible, necesario y tarea de todos.

REFERENCIAS BIBLIOGRÁFICAS

American Psychiatric Association. (2022). *Diagnostic and statistical manual of mental disorders* (5th ed., text rev.). Arlington, VA: American Psychiatric Association Publishing.

Asociación Americana de Psiquiatría. (2013). *Guía de consulta de los criterios diagnósticos del DSM-5*. Arlington, VA: Asociación Americana de Psiquiatría.

Buiza-Aguado, C., García-Calero, A., Alonso-Cánovas, A., Ortiz-Soto, P., Guerrero-Díaz, M., González-Molinier, M., & Hernández-Medrano, I. (2017). Los videojuegos: una afición con implicaciones neuropsiquiátricas. *Psicología Educativa*, 23 (2), 129-136. https://doi.org/10.1016/j.pse.2017.05.001

Chóliz, M., & Marco, C. (2011). Patrón de uso y dependencia de videojuegos en infancia y adolescencia. *Anales de Psicología / Annals of Psychology*, 27(2), 418-426. Recuperado, el 11 de junio de 2024, de https://revistas.um.es/analesps/article/view/123051

FAD. (n.d.). *FAD*. https://fad.es/

Li, X., Vanderloo, L. M., Keown-Stoneman, C. D. G., Cost, K. T., Charach, A., Maguire, J. L., Monga, S., Crosbie, J., Burton, C., Anagnostou, E., Georgiades, S., Nicolson, R., Kelley, E., Ayub, M., Korczak, D. J., & Birken, C. S. (2021). Screen use and mental health symptoms in Canadian children and youth during the COVID-19 pandemic. *JAMA Network Open*, 4(12), e2140875. https://doi.org/10.1001/jamanetworkopen.2021.40875

Okely, A. D., Kariippanon, K. E., Guan, H., et al. (2021). Global effect of CO-VID-19 pandemic on physical activity, sedentary behaviour and sleep among 3– to 5-year-old children: a longitudinal study of 14 countries. *BMC Public Health*, 21(1), 940. https://doi.org/10.1186/s12889-021-10852-3

Oliveros, B., Agulló-Tomás, E., & Márquez-Álvarez, L. J. (2022). Risk and protective factors of mental health conditions: Impact of employment, deprivation and social relationships. *International Journal of Environmental Research and Public Health*, 19 (11), 6781. https://doi.org/10.3390/ijerph19116781

Petry, N. M. (Ed.). (2016). Behavioral Addictions: DSM-V and Beyond. Oxford: Oxford University Press.

Petry, N. M., Rehbein, F., Ko, C. H., et al. (2015). Internet gaming disorder in the DSM-5. *Current Psychiatry Reports*, 17(72). https://doi.org/10.1007/s11920-015-0610-0

Statista. (n.d.). *StatistaGmbH*. https://de.statista.com/

Weinstein, A., & Lejoyeux, M. (2020). Neurobiological mechanisms underlying internet gaming disorder. *Dialogues in Clinical Neuroscience*, *22*(2), 113–126. https://doi.org/10.31887/DCNS.2020.22.2/aweinstein

World Health Organization. (n.d.). ICD-11: International Classification of Diseases 11th Revision: The global standard for diagnostic health information. Recuperado, el 11 de junio de 2024, de https://icd.who.int/en

PATOLOGIZACIÓN DE LA VIDA COTIDIANA. UN PROBLEMA Y UNA CUESTIÓN DE SALUD MENTAL

María Jesús del Yerro
Hospital Universitario 12 de octubre

1. INTRODUCCIÓN

En las sociedades occidentales se asiste a un fenómeno que no es reciente, pero que afecta a todos sus miembros. Consiste en una dependencia de la Medicina y del mundo médico en detrimento del desarrollo de nuestras habilidades para gestionar y tolerar el sufrimiento y el malestar y de la capacidad para autocuidarnos y ser también cuidadores solidarios de otras personas. Esta medicalización tiene un origen multifactorial, existiendo diversas causas y actores implicados (sociedad, medios de comunicación, industria farmacéutica, políticos, gestores y profesionales sanitarios), que son a la vez causantes y víctimas de dicho proceso. Así, la salud ha pasado a tratarse como si fuese un objeto de consumo, ha devenido en un medio y no en un fin.

Si miramos hacia el pasado, la primera crítica a la medicalización la encontramos en los escritos de Ivan Illich (1995), concretamente en su obra *Némesis Médica*, en la que afirmaba que «la medicina institucionalizada amenaza la salud». Foucault (1976), por su parte, propuso utilizar el término «iatrogenia positiva», para recalcar que las intervenciones médicas, al margen de errores o de efectos secundarios previsibles de los tratamientos farmacológicos, también eran subsidiarias de causas efectos nocivos por sí mismas.

Esta situación tiene que ver con la definición de enfermedad que se utilice ya que se observa que cuanto mayor es el desarrollo tecnológico, mayor es la sensibilidad para detectar patología y menor el umbral a partir del cual un determinado hecho vital o biológico debe ser objeto de un tratamiento médico. Esto produce una falsa impresión de que en las sociedades más desarrolladas hay más enfermedades (paradoja de la salud, en palabras de A. Sen). Así observamos que situaciones, que anteriormente eran consideradas factores de riesgo o predisponentes a padecer ciertas enfermedades, hoy en día han pasado a ser consideradas como entidades morbosas. Esto no puede considerarse un hecho neutro ni aséptico y ha resultado un paso previo a la mercantilización de las enfermedades y a la medicalización de la vida. El resultado es que estar enfermo ya es lo normal y todos estamos enfermos e incluso reivindicamos nuestra condición de paciente enfermo, lo que conlleva ser sometidos a tratamientos, en ocasiones innecesarios o perjudiciales.

Cuando una persona acude a una consulta médica, espera del profesional un diagnóstico y un tratamiento acorde con éste, en caso contrario considera que no ha sido escuchado y no se le ha hecho caso o que su médico carece de los conocimientos básicos que debe tener un buen profesional. Esta presión la sufren a diario los médicos, especialmente en el ámbito de la Atención Primaria de salud. Cuando se han realizado encuestas con personas que acaban de salir de una consulta médica, la sensación de bienestar aumenta cuando ha recibido un diagnóstico. Sin embargo, la realidad es que en la mitad de las consultas médicas no es posible comprobar que se padezca alguna enfermedad. Así, al comparar los pacientes positivos (con diagnóstico de enfermedad) con los pacientes negativos (sanos), el 64 % de los primeros estaban más contentos, frente al 39 % de los que habían tenido un asesoramiento negativo.

A lo largo del siglo XX hemos podido observar la medicalización de etapas de la vida (menopausia, ciclo menstrual), de fenómenos sociales (soledad, vejez, infelicidad, duelo), de fenómenos leves (colon irritable) y de factores de riesgo (hipercolesterolemia, osteoporosis).

En un artículo publicado en el *British Medical Journal* (2002), tras consultar a los lectores de esta prestigiosa revista, se elaboró una lista, en orden descendente, de las principales *no enfermedades* que estaban recibiendo un tratamiento como si fuesen entidades morbosas. A continuación, se reproduce esta lista:

1. Envejecimiento
2. Trabajo
3. Aburrimiento
4. Bolsas en los ojos
5. Ignorancia
6. Calvicie
11. Parto
12. Alergia al siglo XXI
13. *Jet lag*
14. Infelicidad
15. Celulitis
16. Resaca

7. Pecas	17. Ansiedad por el tamaño del pene
8. Orejas grandes	18. Embarazo
9. Canas, pelo gris	19. Furia al volante
10. Fealdad	20. Soledad

Por otra parte, se debe recordar que los factores de riesgo se caracterizan porque se asocian estadísticamente con la aparición de una determinada enfermedad, su evitación disminuye la incidencia de esa enfermedad, sin que su control signifique que la enfermedad no se vaya a presentar, no son condición necesaria ni suficiente para la aparición de la enfermedad, no existe una relación causal y no son enfermedades.

No obstante, lo referido hasta ahora, un efecto positivo ha sido que, personas con formas graves de los trastornos a los que nos referimos, se han podido beneficiar de un tratamiento médico.

2. Conceptos

En la literatura médica se hace referencia a diferentes conceptos relacionados con el tema objeto de este capítulo, que se definen a continuación:

- *No enfermedad*: fue acuñado por Meador (1965), como aquel problema humano que es definido por alguna instancia como condición médica, pero para el que se obtendrían mejores resultados si no fuera considerado como tal. Esto requiere aceptar que no todo malestar es una enfermedad.
- *Medicalización:* es un neologismo que no es recogido en el Diccionario de la RAE, pero que hace referencia a una realidad a la que los profesionales reconocen una significación propia. Consiste en definir un problema en términos médicos, empleando un lenguaje médico que describirlo, adoptando un marco médico para entenderlo o empleando una intervención médica para su tratamiento (Conrad, 2007).
- *Farmacéutica*: describe una situación en la que un fenómeno determinado no sólo comienza a ser visto como un problema médico sino también como un problema que requiere tratamiento farmacológico.
- *Desease mongering* (mercantilización de las enfermedades): se produce cuando trastornos leves se manejan como si fueran graves (síndrome del intestino irritable), se medicalizan dolencias ordinarias (calvicie), se tratan problemas personales o sociales como problemas médicos (fobias, duelo), se transforman los factores de riesgo en enfermedades a tratar, o se formulan las estimaciones de prevalencia para maximizar los mercados potenciales.

3. Agentes causales implicados en la medicalización

Como puede observarse en el esquema siguiente, es necesaria la implicación de todos los elementos que conforman las sociedades para que se produzca el fenómeno de la medicalización, de manera que, como se indicaba anteriormente, todos ellos, pacientes, profesionales sanitarios, medios de comunicación, empresas farmacéuticas y la sociedad en su conjunto, son a la vez artífices y víctimas de este fenómeno. En el esquema se hace referencia a la intervención de cada uno de estos actores:

Cuadro 1: Agentes y factores causales de la medicalizadión

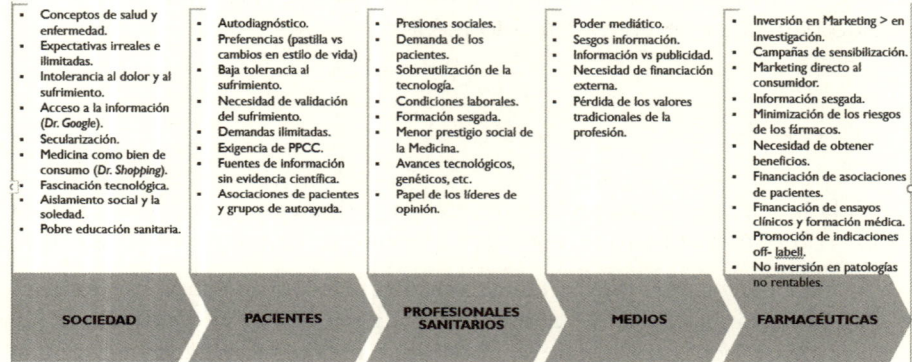

Fuente: elaboración propia (2024)

4. Consecuencias de la medicalización

De la misma forma que todos podemos ser agentes causales o mantenedores de la medicalización, también a todos nos afectan sus consecuencias. Cuando identificamos como enfermos a personas que realmente no lo están, estamos sobrecargando el sistema sanitario, con demandadas injustificadas de pruebas diagnósticas, tratamientos y consultas, lo que redunda en el incremento de las listas de espera, demora en la atención de patologías graves e, incluso que personas menos demandantes, como son las que padecen un trastorno mental, puedan quedar excluidas del sistema sanitario. El coste de todas estas pruebas y tratamientos redunda en un gasto que puede colapsar los recursos económicos de los sistemas sanitarios nacionales, lo que tendría graves consecuencias para todos, en particular para las personas más desfavorecidas de la sociedad. Si se reducen algunos

192

problemas como el duelo, la soledad o la infelicidad a problemas médicos, se elude la creación de estructuras sociales de apoyo mutuo o la posibilidad de crecimiento personal de sus miembros, desarrollando estrategias de afrontamiento adecuadas ante los acontecimientos vitales adversos y realizando valores positivos como la solidaridad.

En el siguiente cuadro se presenta un resumen de los efectos negativos de la medicalización sobre los profesionales sanitarios, los individuos, la economía de los países y la sociedad.

Cuadro 2: efectos negativos de la medicalización

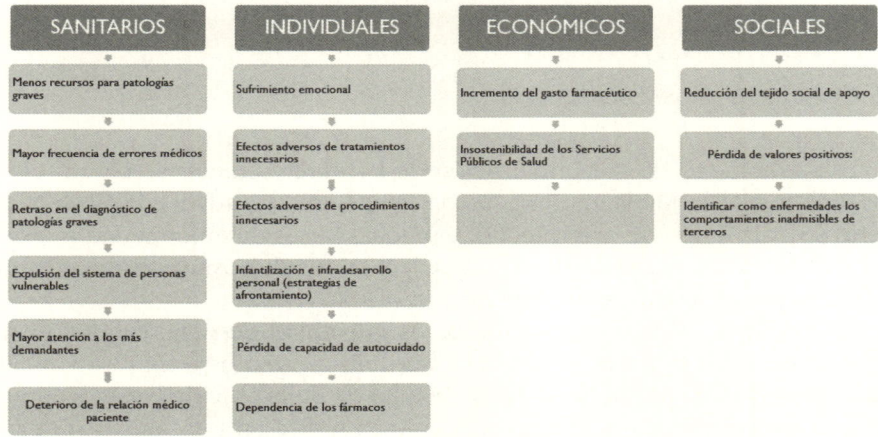

SANITARIOS	INDIVIDUALES	ECONÓMICOS	SOCIALES
Menos recursos para patologías graves	Sufrimiento emocional	Incremento del gasto farmacéutico	Reducción del tejido social de apoyo
Mayor frecuencia de errores médicos	Efectos adversos de tratamientos innecesarios	Insostenibilidad de los Servicios Públicos de Salud	Pérdida de valores positivos:
Retraso en el diagnóstico de patologías graves	Efectos adversos de procedimientos inneceros		Identificar como enfermedades los comportamientos inadmisibles de terceros
Expulsión del sistema de personas vulnerables	Infantilización e infradesarrollo personal (estrategias de afrontamiento)		
Mayor atención a los más demandantes	Pérdida de capacidad de autocuidado		
Deterioro de la relación médico paciente	Dependencia de los fármacos		

Fuente: elaboración propia (2024)

Pero, como ya se indicó anteriormente, es posible, en casos aislados, identificar potenciales efectos positivos tales como la desestigmatización de algunos trastornos o problemas, lo que mejora la autoestima de las personas que los padecen, al mismo tiempo que, aquellos que presentan una variedad grave de trastornos habitualmente leves, pueden acceder a los recursos sociales y sanitarios que puedan necesitar. Su reconocimiento como enfermos puede tener un efecto beneficioso sobre su autoestima y favorecer la solidaridad de terceros. En el cuadro siguiente se presenta un resumen de estos posibles efectos beneficiosos:

Cuadro 3: efectos negativos de la medicalización

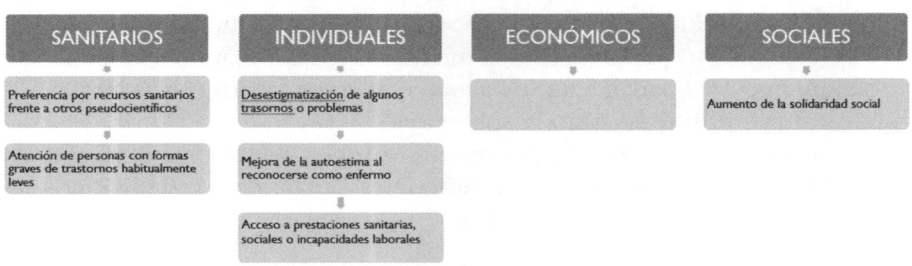

SANITARIOS	INDIVIDUALES	ECONÓMICOS	SOCIALES
Preferencia por recursos sanitarios frente a otros pseudocientíficos	Desestigmatización de algunos trasornos o problemas		Aumento de la solidaridad social
Atención de personas con formas graves de trastornos habitualmente leves	Mejora de la autoestima al reconocerse como enfermo		
	Acceso a prestaciones sanitarias, sociales o incapacidades laborales		

Fuente: elaboración propia (2024)

5. CONCEPTO DE SALUD MENTAL

Este fenómeno de mercantilización de las enfermedades se da en todos los ámbitos de la Medicina, incluida la Psiquiatría. La adversidad cotidiana tiene hoy día rango de enfermedad, y muchas veces de enfermedad mental, de ahí el notable aumento de las consultas en los dispositivos sanitarios de atención psiquiátrica y salud mental.

Lo que buscamos con más ahínco es la calidad de vida, calidad en el trabajo, en las relaciones, en el ocio; ser feliz es una especie de mandato incuestionable. El problema no es la búsqueda de la felicidad, esto siempre ha sido así y así seguirá siendo, el problema radica en los caminos por los que se transita para conseguirla.

La actitud que nos lleva a considerar el malestar emocional como una enfermedad susceptible de ser psiquiatrizada o psicologizada no deriva tanto del conocimiento científico como de nuestro sistema de valores. El resultado es que muchas personas se consideran enfermas ante los avatares de la vida, cuando en realidad su salud está intacta ya que su estado emocional es consecuencia y congruente con la situación que están viviendo. Se activa así una creencia errónea consistente en que no pueden enfrentarse a sus malestares sin una asistencia profesionalizada, lo que les genera una actitud pasiva ante el sufrimiento. Con esta ideología, se prepara a la gente para consumir, no para actuar.

De ahí que ya haya profesionales que se planteen la posibilidad de la indicación de no tratamiento en el contexto de una prevención cuaternaria, lo cual no equivale a no intervención o no atención, sino a una intervención dirigida a reasignar el malestar y la demanda del paciente.

El concepto de salud mental que se maneje puede favorecer o entorpecer este fenómeno. Señalaremos algunas de las definiciones que se utilizan:

- La Organización Mundial de la Salud: describe la salud mental como un estado de bienestar que permite a las personas hacer frente a los momentos de estrés de la vida, desarrollar todas sus habilidades, poder aprender y trabajar adecuadamente y contribuir a la mejora de su comunidad. Es parte fundamental de la salud y del bienestar que sustenta nuestras capacidades individuales y colectivas para tomar decisiones, establecer relaciones y dar forma al mundo en el que vivimos.
- Para el National Institute of Mental Health (NIMH) la salud mental incluye el bienestar emocional, psicológico y social, y afecta a la forma en que pensamos, sentimos, actuamos, tomamos decisiones y nos relacionamos con las demás personas. La salud mental es más que la ausencia de una enfermedad mental y es esencial tanto para la salud en general como para tener calidad de vida.
- Freud definió de manera sucinta, aunque certera, que la persona mentalmente sana es la que es *capaz de amar y de trabajar*.
- Por su parte Martín Seligman dice que una persona sana busca la felicidad o el bienestar subjetivo, mejorar la salud física, ayudar a meditar, mejorar las redes sociales, la espiritualidad, todo ello con el objetivo de alcanzar una *buena vida*.

Es concepto difícil de acotar y de operativizar, sobre el que no hay un consenso general, sin embargo, se puede destacar que diferentes autores o instituciones ponen el énfasis, en que una persona mentalmente sana no solamente se preocupa de su bienestar individual sino que contribuye de manera solidaria al bienestar de la sociedad de la que forma parte.

6. EVOLUCIÓN DE LOS TRASTORNOS MENTALES EN EL DSM

Grafico 1. Evolución de los trastornos mentales en los DSM

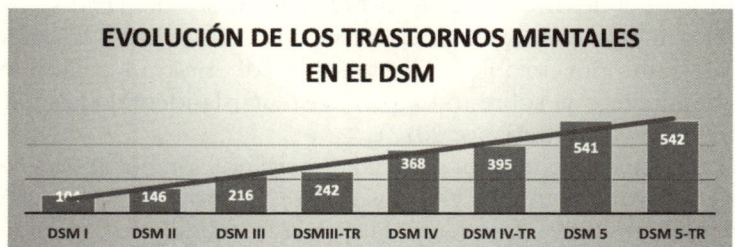

Elaboración propia (2024). Fuente de datos: Wortis (1982) y González-Rivera y Álvarez-Alatorre (2022)

Grafico 2. Evolución del precio de los manuales DSM

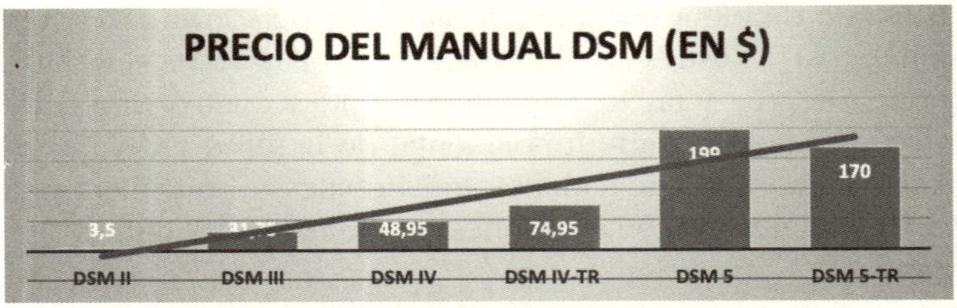

PRECIO DEL MANUAL DSM (EN $)

DSM II: 3,5 | DSM III | DSM IV: 48,95 | DSM IV-TR: 74,95 | DSM 5: 190 | DSM 5-TR: 170

Elaboración propia (2024). Fuente de datos: Wortis (1982) y González-Rivera
y Álvarez-Alatorre (2022)

Allen Frances, pasó de ser el líder y principal promotor del DSM-IV, a ser un crítico ferviente del DSM-5, que él consideraba exponente de la patologización de la vida cotidiana. Esto lo explicó ampliamente en su libro *Saving Normal* (Frances, 2013). Ahí expone su postura claramente opuesta a etiquetar erróneamente la cotidianidad humana y a una *inflación diagnóstica* (se añadieron alrededor de 160 categorías del DSM-IV al DSM-5). Además, señala una tendencia a intervenciones psicofarmacológicas innecesarias, obviando las capacidades naturales de autocompensación y resistencia que tiene el cerebro humano y que nos han mantenido cuerdos durante millones de años.

También resalta los beneficios multimillonarios que la industria farmacéutica obtiene de cada etiqueta arbitraria que se otorga a la condición humana, mal nombrada como *enfermedad*.

Las principales críticas que han recibido las ediciones de los DSM han ido evolucionando desde las desavenencias entre la biología y el psicoanálisis, pasando por los reclamos feministas sobre los cambios que se interpretaban como desfavorecedores para las mujeres (Angel, 2012) y el secretismo de los procesos de toma de decisiones y los altos ingresos y ganancias que se obtienen de estos Manuales (Blashfield et al., 2014).

La historia del desarrollo de las distintas ediciones del DSM se ha distinguido por cambios conceptuales sobre lo que es la salud y la enfermedad mental, así como por notables esfuerzos por adherirse a los cánones ontológicos, biomédicos y, sobre todo, para sustentar la identidad médica de la psiquiatría (Kawa & Giordano, 2012).

Otra característica que distingue cada nueva edición del DSM es el intento por ser compatible con los criterios de CIE, hecho criticado ampliamente por Zimmerman (1989), quien señala que la búsqueda de esa compatibilidad deja la duda abierta sobre si entonces habría necesidad de publicar un DSM, habiendo ya una CIE.

Excluyendo al acertado acercamiento a la sensibilidad cultural y el enfoque inclusivo hacia la diversidad humana de este manual en la revisión de su texto, toda la evidencia apunta a que la publicación del DSM-5-TR está más vinculada a ganancias financieras que a necesidades clínicas. En ocasiones se producen cambios mínimos en términos clínicos que no justifican el lanzamiento de una nueva edición.

7. PSIQUIATRIZACIÓN DEL MALESTAR

En el DSM 5 y DSM 5TR se han incluido como patologías algunas condiciones que se pueden considerar como eventos propios de la vida, cuya categorización como trastorno mental puede entenderse como una forma de psiquiatrización del malestar o de los problemas propios de la vida. Alguno de estos problemas son la timidez, las rabietas infantiles, las rupturas de pareja, los duelos no complicados, los atracones ocasionales, la menstruación o la soledad.

En este contexto, se ha producido también un movimiento, desde diferentes ámbitos sociales, para medicalizar trastornos cuestionados por la comunidad científica como entidades independientes o sobredimensionar algunos diagnósticos con fines espurios. Veamos algún ejemplo.

7.1. Disfunción sexual femenina

El trastorno del deseo sexual hipoactivo (TDSH) es una entidad ampliamente cuestionada, sin embargo, fue objeto de una agresiva campaña para su aceptación como una enfermedad, necesitada de un tratamiento.

Como antecedente podemos reseñar el éxito de sildenafilo (nombre comercial: viagra, también llamado la *pastilla azul*) en el tratamiento de la disfunción eréctil masculina. La búsqueda de un tratamiento equivalente para el TDSH dio lugar a la aparición de la flibanserina, fármaco que comenzó a publicitarse antes de la aprobación por parte de la Food and Drug Administration (FDA), organismo competente en USA para la aprobación de nuevos fármacos. Se realizó una campaña muy agresiva que utilizaba diferentes estrategias para promover el uso de este medicamento:

- Estrategia de aprovechamiento de marca: uso de nombres que inducían a considerar como homólogos el sildenafilo y la flibanserina, como si su farmacología y efectos fuesen similares. Así se empezó a hablar de la *viagra femenina*.

- Estrategia de reivindicación feminista: otros nombres con los que se aludía a la flibanserina eran: *viagra rosa* o *píldora rosa* sin que el uso del adjetivo rosa, fuese inocente, ya que responde a un estereotipo sociocultural que encasilla a las mujeres con este color, de tal forma que se hace referencia a que, de alguna manera, se está salvando la brecha de género con este fármaco y se está ofreciendo a las mujeres algo que antes han obtenido los hombres, ensalzando su uso en un contexto de retórica feminista: «será un hito para las mujeres» (EFE, 2015).
- Estrategia de publicidad en prensa: se publicaron artículos de sensibilización sobre el TDSH con profusión de datos sobre cifras de supuesta prevalencia del trastorno y estadísticas, promovidos por la farmacéutica que comercializaba el fármaco, daban una impresión de objetividad, exactitud y certeza propias de la ciencia matemática, todo ello sin citar las fuentes de la información.
- Estrategia dirigida al público femenino: se realizaron subvenciones a asociaciones de mujeres que protestaron contra la FDA por negar la autorización para la comercialización del fármaco en dos ocasiones, acusándola de *machista y discriminatoria*. Al mismo tiempo, que se desoían las voces críticas como si estas asociaciones fueran las únicas en representar a la mujer.
- Estrategia centrada en la sexualidad femenina: frases como «las mujeres son sexuales» (Diario el Tiempo, 2015) aludiendo que la práctica de actividad sexual de las mujeres está amenazada por la falta de un fármaco para tratar sus problemas sexuales. Otras frases como «su cerebro no siente deseo» sitúa los problemas sexuales como algo ajeno al sujeto que los experimenta y le libera de responsabilidad.
- Estrategia para dotar de un pseudobarníz científico: se avalaba el uso futuro del fármaco con expresiones como *científicamente probado*, que pretendían darle una evidencia médica de la que carecía. Sin olvidar la cita de científicos, paneles de expertos, líderes de opinión a sueldo o con conflictos de intereses por su dependencia económica de la farmacéutica, que no eran explicitados.

7.2. Trastorno por déficit de atención con hiperactividad (TDAH)

El trastorno por déficit de atención con hiperactividad (TDAH) es una patología claramente definida, con un correlato neurobiológico que padecen entre el 5-7,2 % de la población mundial. Inicialmente se consideró un trastorno propio de la infancia, que desaparecía al llegar la adolescencia, sin embargo, con el paso del tiempo, primero se extendió a la adolescencia y después a la vida adulta. Tiene un tratamiento que es seguro y efectivo en las personas que lo padecen y que debe ser realizado con estricto control médico.

Aunque el origen del TDAH es neurobiológico, están implicados factores ambientales (pobreza, divorcio, muerte de un progenitor, violencia doméstica, discriminación, enfermedad mental en el domicilio, consumo de drogas por parte de miembros de la familia o encarcelación de seres queridos), pero también factores de protección como un estilo educativo parental en el que prime el afecto positivo o una buena atención temprana, que reduzca o inhiba ciertas problemáticas asociadas al trastorno.

En el último decenio, algunos profesionales creemos que se ha producido un sobredimensionamiento de este diagnóstico en menores, pero también, y no menos importante, un retraso diagnóstico en personas adultas. Nos vamos a centrar en el primer caso, por ser el tema de este capítulo,

La incidencia en el origen neurobiológico, es una manera de evitar las modificaciones ambientales necesarias para reducir su prevalencia. En el ámbito educativo, la presencia de un niño inquieto y revoltoso en una clase es disruptiva y se está tendiendo a una demanda inflada de medicación de estos niños, con fármacos no exentos de riesgos, en vez de realizar las modificaciones necesarias en las aulas y en el sistema educativo que permitan su integración, sin medicalizar lo que no es patológico sino una variación del comportamiento normal infantil.

Padres con trabajos precarios, salarios escasos, que no permiten la conciliación con la vida familiar, con diferente grado de asunción de las responsabilidades familiares, cansados, irritables y con la exigencia de llegar a todo, pueden preferir el tener un hijo enfermo, antes que considerar como todos estos factores están influyendo en el comportamiento de su hijo.

Este es un ejemplo de cómo los condicionantes sociales de la salud, cuando no se tienen en cuenta ni se modifican (sistemas educativos, apoyo a las familias, etc.) pueden contribuir a la medicalización de la vida.

8. ¿QUÉ PODEMOS HACER CONTRA LA MEDICALIZACIÓN?

De la misma forma que todos somos agentes causales de la medicalización, también todos los integrantes de la sociedad deben intervenir en erradicación, por tanto, las acciones contra esta problemática deben implicar a los profesionales sanitarios, a los pacientes, a la industria farmacéutica, a los medios de comunicación y a toda la sociedad en su conjunto. En la tabla siguiente se exponen algunas acciones que se pueden realizar con cada uno de estos agentes.

Cuadro 4. Acciones contra la medicalización de la vida

SOCIEDAD	PACIENTES	PROFESIONALES SANITARIOS	MEDIOS	FARMACÉUTICAS
• Redefinir de salud y enfermedad. • Educación en valores. • Educación sanitaria. • Creación de tejido social. • Fomentar la solidaridad social y el cuidado de los más vulnerables. • Programas de lucha contra la estigmatización de las personas con TM. • Políticas sanitarias que permitan la sostenibilidad del SNS. • Definir prioridades en salud. • Desarrollo de los SS SS. • Inversión en ciudades y trabajos saludables.	• Educación sanitaria. • Intervenciones en etapa escolar. • Participación activa en la toma de decisiones sanitarias. • Acceso a fuentes de información fiables. • Redes de apoyo informales. • Validación del sufrimiento. • Límites a la demandas desproporcionadas. • Asociaciones de pacientes y grupos de autoayuda. • Health Action Internacional (http://www.haiweb.org)	• Cambios en la relación médico/enfermo. • Favorecer la autonomía sin descuidar la beneficencia. • Educación en Bioética y manejo de conflictos éticos. • Iniciativas tipo "NO HACER". • DESPRESCRIPCIÓN. • Formación independiente. • Mejora en las condiciones laborales (TIEMPO). • Instituciones científicas independientes e imparciales.	• Códigos éticos de la profesión. • Fomentar los valores tradicionales de la profesión. • Diferenciar información de publicidad. • Evitar la creación de expectativas irreales.	• Ética de las organizaciones empresariales. • Control del marketing directo al consumidor. • Transparencia informativa. • Favorecer la investigación en patologías huérfanas (no rentables).

Elaboración propia (2024). Fuente: Del Yerro

Aunque los avances científicos y tecnológicos hayan situado a la Medicina en un momento histórico excepcional, con un poder de tratamiento de las enfermedades y un poder sobre la vida y la muerte que no había tenido nunca, sin embargo, es necesario admitir que tiene límites: de ámbito, científicos, de respeto a la naturaleza humana y económicos o de equidad. No todas las enfermedades pueden curarse.

Por otra parte, el paciente es el experto en su vida y debe ser escuchado, fomentando su autonomía y su capacidad de autocuidado, realizando una auténtica educación sanitaria que promueva cambios en los estilos de vida y hábitos saludables. Enseñar que no todo sufrimiento es sinónimo de enfermedad. normalizar situaciones vitales conflictivas para disminuir su medicalización y aceptar que la incertidumbre forma parte de la vida.

Facilitar información independiente sobre beneficios y riesgos de los procedimientos diagnósticos y terapéuticos, recordando que las intervenciones médicas pueden no ser inocuas.

Potenciar las decisiones compartidas entre paciente y profesional respetando la autonomía de ambos en la toma de decisiones. La relación terapéutica ha de basarse en una relación de confianza. Los valores y preferencias de las personas son factores fundamentales en la toma de decisiones.

Se debe tener en cuenta que los recursos sanitarios son limitados y es necesario que la sociedad defina a qué va a destinarlos, racionalizando la cartera de servicios sanitarios e incorporando sólo aquellos tratamientos o técnicas diagnósticas que demuestren ser superiores a los ya existentes en efectividad y eficiencia.

Intervenir sobre todos los agentes causales es la única manera de evitar una medicalización de la vida y sus efectos catastróficos sobre la sociedad.

REFERENCIAS BIBLIOGRÁFICAS

Acción Internacional para la Salud. (1999). Los vínculos que unen: sopesando los riesgos y beneficios del patrocinio de la industria farmacéutica. Ámsterdam: Acción por la Salud Internacional. Recuperado, el 22 de junio de 2024, de http://www.haiweb.org/campaign/patrocinador/toc.html.

Amaral, O.B. (2006). *Defining Disease in the Information Age. PLoS Med 3(7)*, e317. https://doi.org/10.1371/journal.pmed.0030317

American Psychiatric Association. (2013). *Diagnostic and statistical manual of mental disorders* (5th ed.). Arlington, VA: American Psychiatric Publishing. https://doi.org/10.1176/appi.books.9780890425596

American Psychiatric Association. (2022). *Diagnostic and statistical manual of mental disorders* (5th ed., text rev.). Arlington, VA: American Psychiatric Publishing. https://doi.org/10.1176/appi.books.9780890425787

Angel, K. (2012). Contested psychiatric ontology and feminist critique: 'Female sexual dysfunction' and the Diagnostic and Statistical Manual. *History of the Human Sciences, 25*(4), 3-24. https://doi.org/10.1177/0952695112456949

Barnes, B. (2017). Conflictos financieros de interés en la educación médica continua: implicaciones y responsabilidad. *JAMA, 317*(17), 1741-42.

Blashfield, R. K., Keeley, J. W., Flanagan, E. H., & Miles, S. R. (2014). The cycle of classification: DSM-I through DSM-5. *Annual Review of Clinical Psychology, 10*, 25-51. https://doi.org/10.1146/annurev-clinpsy-032813-153639

Brody, H., & Luz, D. W. (2011). La ley del beneficio inverso: cómo el marketing de medicamentos socava la seguridad del paciente y la salud pública. *Soy J Salud Publica, 101*(3), 399-404.

Busfield, J. (2017). El concepto de medicalización reevaluado. *Enfermedad sociosanitaria, 39*(5), 759-774.

Conrad, P. (2007). *The medicalization of society. On the transformation of human conditions into treatable disorders*. Baltimore: The Johns Hopkins University Press.

Cooper, R. (2020). Disease trafficker. In H. LaFollette (Ed.), *International Encyclopedia of Ethics*. John Wiley & Sons Ltd. https://doi.org/10.1002/9781444367072.wbiee039.pub2

Diario El Tiempo. (2015, 7 de junio). FDA solicitó estudios para aprobar la 'píldora rosada'. Feministas dicen que es un asunto sexista. *El Tiempo*.

EFE. (2015, 1 de octubre). Viagra para mujeres: Un hito feminista del que desconfían algunos médicos. *El Espectador*. Recuperado el 22 de junio de 2024, de https://www.elespectador.com/salud/viagra-para-mujeres-un-hito-feminista-del-que-desconfian-algunos-medicos-article-580919/

Fischer, B. A. (2012). A review of American psychiatry through its diagnoses: The history and development of the Diagnostic and Statistical Manual of Mental Disorders. *The Journal of Nervous and Mental Disease, 200*(12), 1022-1030. https://doi.org/10.1097/NMD.0b013e318275cf19

Foucault, M. (1976). La crisis de la medicina o la crisis de la antimedicina. *Educ Med Salud, 10*(2), 156.

Frances, A. (2013a). *Saving normal: An insider's revolt against out-of-control psychiatric diagnosis, DSM-5, Big Pharma, and the medicalization of ordinary life.* Boston: Mariner Books.

Frances, A. (2013b). The new somatic symptom disorder in DSM-5 risks mislabeling many people as mentally ill. *BMJ (Clinical research ed.), 346*, f1580. https://doi.org/10.1136/bmj.f1580

González-Rivera, J. A., & Álvarez-Alatorre, Y. (2022). DSM-5-TR: Antecedentes históricos y descripción general de los principales cambios. *Revista Puertorriqueña De Psicología, 33*(2).

Grob, G. N. (1991). Origins of DSM-I: A study in appearance and reality. *The American Journal of Psychiatry, 148*(4), 421-431. https://doi.org/10.1176/ajp.148.4.421

Ihara, H. (2016). Disease dealer. In H. ten Have (Ed.), *Encyclopedia of global bioethics* (pp. 933-935). Cham, Switzerland: Springer.

Illich, I. (1995). *Némesis médica: la expropiación de la salud.* Madrid: Irrecuperables.

Kaczmarek, E. (2019). ¿Cómo distinguir la medicalización de la sobremedicalización? *Atención médica y Filosofía, 22*, 119-128.

Kawa, S., & Giordano, J. (2012). A brief historicity of the Diagnostic and Statistical Manual of Mental Disorders: Issues and implications for the future of psychiatric. *Philosophy, Ethics, and Humanities in Medicine, 7*, 2. https://doi.org/10.1186/1747-5341-7-2

Leon-Sanromà, M., Mínguez, J., Cerecedo, M. J., & Téllez, J. (2014). ¿Nos pasamos al DSM-5? Un debate con implicaciones clínicas, sociales y económicas. *Atención Primaria, 46*(1), 4-5. https://doi.org/10.1016/j.aprim.2013.10.002

Meixel, A., Yanchar, E., & Fugh-Berman, A. (2015). Hypoactive sexual desire disorder: inventing a disease to sell low libido. *J. Med. Ethics, 41*, 859-862.

Moynihan, R., & Cassels, A. (2005). *Selling sickness: How the worlds biggest pharmaceutical companies are turning us all into patients.* New York: Nation Books.

Moynihan, R., Heath, I., & Henry, D. (2002). Selling sickness: The pharmaceutical industry and disease-mongering. *BMJ, 324*, 886-891.

Ortiz Lobo, A. (2019). Contra la prevención sanitaria individual del sufrimiento mental. *Rev Asoc Neuropsiq, 19*(135), 177-91. https://doi.org/10.4321/S0211-57352019000100010

Papolos, P., & Papolos, J. (2000). *The bipolar child.* New York: Random House.

Payer, L. (1992). *Disease mongers: How doctors, drug companies, and insurers make you feel sick.* New York: J. Wiley.

Ramos, J. (2004). Medicalización del malestar. Alegato por una aproximación compleja para un minimalismo terapéutico. *Revista Española de la Asociación Española de Neuropsiquiatría, 91*, 105-13.

Sen, A. (2002). Health: perception versus observation. Self reported morbidity has severe limitations and can be extremely misleading. *BMJ, 324*, 860.

Tovar-Bobo, M., Cerecedo-Pérez, M. J., & Rozadilla-Arias, A. (2013). Ética y prevención de la medicalización. *Semergen, 39*(7), 376-381.

Wortis, J. (1982). DSM III: The big debate. *Biological Psychiatry, 17*(12), 1363-1365.

Zimmerman, M. (1989). Is DSM-IV needed at all? [Letter to the editor]. *Archives of General Psychiatry, 46,* 959-961.

Zuluaga, J. C., Cruz, J., & Meneses, E. M. (2023). Disfunción sexual femenina y promoción de la enfermedad: aproximación desde el análisis crítico del discurso. *Utopía y praxis latinoamericana, 25*(extra 4), 220-237.

Zuluaga, J. C., Cruz, J., & Meneses, E. M. (2023). Disfunción sexual femenina y promoción de la enfermedad en la prensa escrita colombiana. Elementos lingüísticos vistos desde el análisis crítico del discurso. *Sociológica México. Nueva época, 107,* (ene-jun), 125-160.